广东省2023年度基层科普行动计划项目
深圳市"医疗卫生三名工程"项目（SZSM202211032）
樊静洁劳模和工匠人才创新工作室

疫苗知识科普丛书

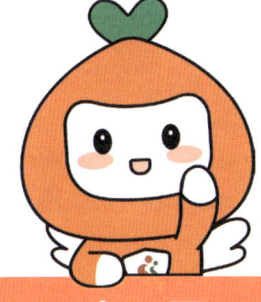

疫苗接种一本通

妈妈再也不用担心宝宝的疫苗接种啦

主编 樊静洁 蔡琳

浙江科学技术出版社·杭州

版权所有　侵权必究

图书在版编目（CIP）数据

疫苗接种一本通：妈妈再也不用担心宝宝的疫苗接种啦 / 樊静洁, 蔡琳主编. — 杭州：浙江科学技术出版社, 2024.5

（疫苗知识科普丛书）

ISBN 978-7-5739-1199-5

Ⅰ.①疫… Ⅱ.①樊… ②蔡… Ⅲ.①疫苗—预防接种—普及读物 Ⅳ.①R186-49

中国国家版本馆CIP数据核字（2024）第095103号

书　　名	疫苗接种一本通——妈妈再也不用担心宝宝的疫苗接种啦
主　　编	樊静洁　蔡　琳

出版发行	浙江科学技术出版社
	杭州市拱墅区环城北路177号　邮政编码：310006
	办公室电话：0571-85152719
	销售部电话：0571-85062597
	网址：www.zkpress.com
	E-mail：zkpress@zkpress.com
排　　版	杭州万方图书有限公司
印　　刷	杭州佳园彩色印刷有限公司

开　　本	880×1240　1/32	印　张	5.25
字　　数	108千字		
版　　次	2024年5月第1版	印　次	2024年5月第1次印刷
书　　号	ISBN 978-7-5739-1199-5	定　价	30.00元

策划编辑	赵雷霖	责任编辑	刘　丹　赵雷霖
责任校对	赵　艳	责任美编	金　晖
责任印务	叶文炀		

如发现印、装问题，请与承印厂联系。电话：0571-85047183

《疫苗接种一本通——妈妈再也不用担心宝宝的疫苗接种啦》

编写人员

顾　问　李笑天　吴　波

主　编　樊静洁　蔡　琳

副主编　范文婷　方　琼　林　威

编　委　（按姓氏笔画排序）

　　　　刘慧敏　张瑞银　陈网旋　陈智健

　　　　林秉仪　欧阳中爱　钟慧君　祝敏婷

　　　　倪卫桂　黄纬璐　曹　丽　曾　丹

　　　　赖丽娟

前 言

疫苗，被公认是预防传染性疾病极其重要、有效的工具。婴儿出生后，虽可以从母亲体内获得一定的抵抗传染病的抗体，但随着孩子月龄增长，其体内的母体抗体效力会逐渐减弱、消失，儿童按免疫程序接种疫苗后，绝大多数可形成牢固的免疫屏障。时至今日，预防接种疫苗依然是最有效、最经济、最便捷的保护儿童健康的手段。

我国自1978年全面实施计划免疫以来，从"四苗防六病"到"五苗防七病"，再到现在的"十四苗防十五病"，不断扩大免疫规划疫苗所预防的疾病范围，免疫规划取得了巨大成就。目前，我国已彻底消灭天花，进入维持无脊髓灰质炎状态，疫苗可预防传染病总发病率下降99%以上，减少发病至少5亿人次。可以说，在过去40年间，扩大免疫规划从根本上改变了我国的公共卫生进程。2019年，《中华人民共和国疫苗管理法》的通过，标志着我国的疫苗发展进入新时代。

尽管疫苗的应用已有上百年历史，效果也已经被充分证实，但是目前大众对于疫苗的了解还远远不够，甚至有认知误区。在当今疫苗犹豫时有发生的形势下，医生作为健康信息的重要传播者，如何提升人民群众的疫苗信任度，促进疫苗科学普及，正确传递预防接种信息，从而坚定大众对疫苗接种的信心，是至关重要的一环。

深圳市妇幼保健院成立于1979年，是国内知名三级甲等妇幼保健院，被确认为广东省预防接种实践培训基地。这本由深圳市妇幼保健院和深圳市福田区疾病预防控制中心10余位长期从事疫苗管理和教学的专家学者，历时1年编写的疫苗科普读物《疫苗接种一本通——妈妈再也不用担心宝宝的疫苗接种啦》，以深入浅出的笔触系统介绍了儿童疫苗相关知识。本书围绕着疫苗预防疾病、疫苗基本情况、疫苗相关案例、热点问答和温馨提示等方面进行编撰，让读者对疫苗有全面的了解和认知，让读者看得懂、学得会、用得上。

本书介绍了儿童接种的十四类疫苗，涵盖免疫规划和非免疫规划疫苗。全书疾病和案例部分以及第一、二、八、九、十四章中的疫苗知识和问答部分由深圳市妇幼保健院樊静洁、陈智健、赖丽娟、林秉仪、刘慧敏、钟慧君等十四人撰稿；第三、四、五、六、七、十、十一、十二、十三章中的疫苗知识和问答部分由福田区疾病预防控制中心蔡琳、方琼、陈网旋、张瑞银撰稿。

由于编者经验及水平有限，书中难免存在不足之处，敬请读者批评指正。

编者

2024年4月

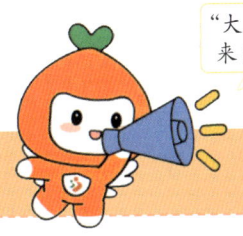

"大家好,我是深小保,我来自深圳市妇幼保健院"

目 录

一 乙肝疫苗 / 1
(一)乙型病毒性肝炎 / 2
(二)疫苗基本情况 / 4
(三)案例 / 7
(四)疫苗相关问题 / 8
(五)温馨提示 / 11

二 卡介苗 / 13
(一)结核病 / 14
(二)疫苗基本情况 / 15
(三)案例 / 17
(四)疫苗相关问题 / 19
(五)温馨提示 / 20

三 脊灰疫苗 / 21
(一)脊髓灰质炎 / 22
(二)疫苗基本情况 / 23
(三)案例 / 26

(四)疫苗相关问题 / 28
(五)温馨提示 / 30

四 百白破疫苗 / 33
(一)百白破疫苗所预防的疾病 / 34
(二)疫苗基本情况 / 37
(三)案例 / 39
(四)疫苗相关问题 / 42
(五)温馨提示 / 44

五 麻腮风疫苗 / 47
(一)麻腮风疫苗所预防的疾病 / 48
(二)疫苗基本情况 / 51
(三)案例 / 53
(四)疫苗相关问题 / 56
(五)温馨提示 / 59

六 乙脑疫苗 / 61

（一）流行性乙型脑炎 / 62

（二）疫苗基本情况 / 63

（三）案例 / 65

（四）疫苗相关问题 / 67

（五）温馨提示 / 69

七 流脑疫苗 / 71

（一）流行性脑脊髓膜炎 / 72

（二）疫苗基本情况 / 73

（三）案例 / 78

（四）疫苗相关问题 / 80

（五）温馨提示 / 81

八 甲肝疫苗 / 83

（一）甲型病毒性肝炎 / 84

（二）疫苗基本情况 / 85

（三）案例 / 87

（四）疫苗相关问题 / 89

（五）温馨提示 / 90

九 流感疫苗 / 91

（一）流行性感冒 / 92

（二）疫苗基本情况 / 93

（三）案例 / 96

（四）疫苗相关问题 / 97

（五）温馨提示 / 101

十 水痘疫苗 / 103

（一）水痘 / 104

（二）疫苗基本情况 / 105

（三）案例 / 108

（四）疫苗相关问题 / 109

（五）温馨提示 / 110

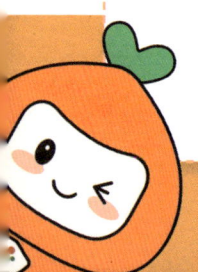

十一　手足口病疫苗 / 111

（一）手足口病 / 112

（二）疫苗基本情况 / 114

（三）案例 / 116

（四）疫苗相关问题 / 117

（五）温馨提示 / 118

十二　轮状病毒疫苗 / 119

（一）轮状病毒感染 / 120

（二）疫苗基本情况 / 121

（三）案例 / 123

（四）疫苗相关问题 / 124

（五）温馨提示 / 126

十三　肺炎球菌疫苗 / 127

（一）肺炎 / 128

（二）疫苗基本情况 / 129

（三）案例 / 133

（四）疫苗相关问题 / 134

（五）温馨提示 / 137

十四　狂犬病疫苗 / 139

（一）狂犬病 / 140

（二）疫苗基本情况 / 143

（三）案例 / 147

（四）疫苗相关问题 / 148

（五）温馨提示 / 151

附录 / 152

附录1　国家免疫规划疫苗儿童免疫程序表(2021年版) / 152

附录2　非免疫规划疫苗接种方案(2024年版)一览表 / 154

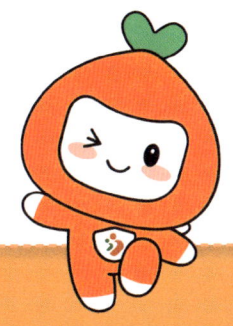

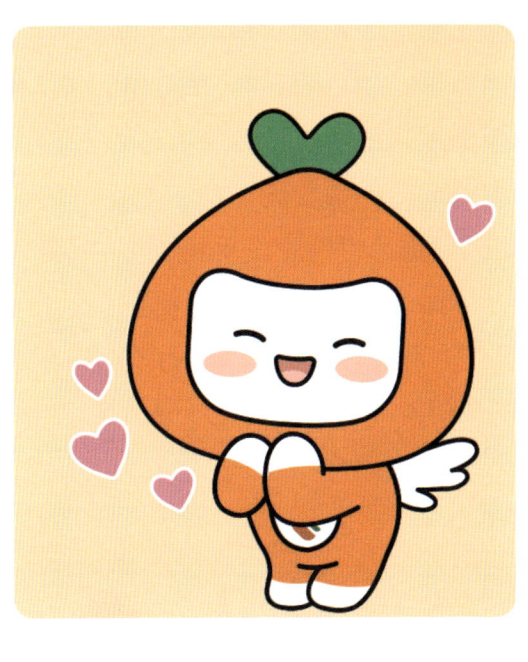

一 乙肝疫苗

(一) 乙型病毒性肝炎

乙型病毒性肝炎（以下简称"乙肝"）是由乙肝病毒（hepatitis B virus，HBV）引起的以肝脏病变为主的一种传染性疾病。感染乙肝病毒后可表现为全身乏力、食欲减退、恶心、呕吐、皮肤和巩膜发黄、尿色加深、肝区疼痛等，慢性乙肝病毒感染者还可能出现肝掌、蜘蛛痣等症状。部分慢性乙肝感染者症状轻微或无症状，早期不易识别，如果迁延不愈，容易发展为慢性肝炎、肝硬化，甚至进一步转变为肝癌。母婴传播、血液传播和性传播是乙肝病毒传播的主要方式，其中，母婴传播占40%～50%，多发生在宝宝出生时，通过血液和体液传播。人群普遍易感，潜伏期通常为45～180天，平均为60～90天。

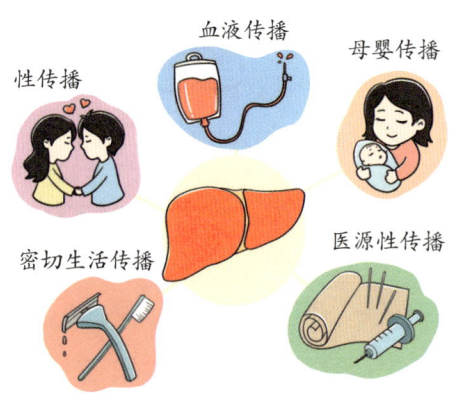

乙肝传播途径

一 乙肝疫苗

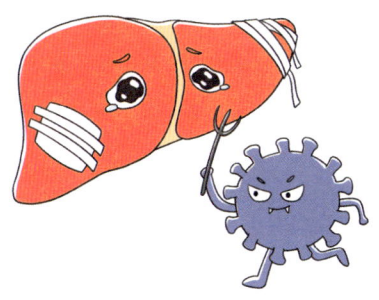

乙肝病毒

乙肝病毒感染世界流行，据WHO（World Health Organization，世界卫生组织）报告，2019年全球一般人群乙肝表面抗原流行率为3.8%，约有150万例新发感染病例，2.96亿慢性感染者，82万人死于乙肝病毒感染所引起的肝衰竭、肝硬化或肝细胞癌等相关疾病。我国是乙肝中度流行区，《慢性乙型肝炎防治指南（2022年版）》的数据显示，我国一般人群的乙肝流行率为6.1%，高于世界平均水平。乙肝的传染性强、流行范围广、感染率高、病程迁延，严重危害我国人民群众的身体健康，给家庭和社会造成沉重负担与经济压力，已成为我国当前重大公共卫生问题之一。

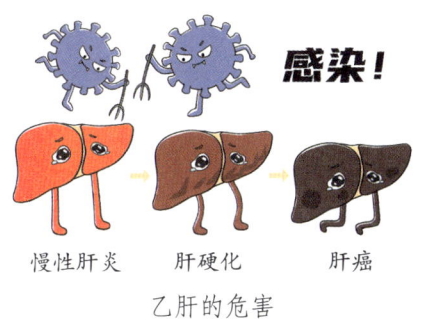

乙肝的危害

目前乙肝尚不能根治,但通过安全有效的疫苗接种可以预防,因此预防意义远大于治疗。接种乙肝疫苗是预防乙肝病毒感染的有效方法,接种后可刺激机体免疫系统产生乙肝表面抗体,这是一种保护性抗体,保护效果一般可持续10~30年。随着乙肝疫苗在新生儿群体的推广及使用,我国乙肝母婴传播得到了极大的控制。WHO发布的《2022世界卫生统计报告》数据显示,2020年,我国5岁以下儿童慢性乙肝感染率已从1992年的9.8%下降至0.22%。因此,规范接种乙肝疫苗是预防乙肝最安全和有效的措施。

(二) 疫苗基本情况

【疫苗名称】

乙型肝炎疫苗,简称乙肝疫苗,英文名为hepatitis B vaccine,缩写为HepB。

【疫苗种类】

目前我国乙肝疫苗有重组(酿酒酵母)乙肝疫苗、重组(汉逊酵母)乙肝疫苗和重组(我国仓鼠卵巢细胞)乙肝疫苗3种。3种疫苗均为灭活疫苗,制作工艺不同,都是安全且有效的。

【适用年龄】

乙肝疫苗接种无年龄限制。

二 乙肝疫苗

【接种程序】

1. 常规接种

乙肝疫苗常规接种需接种3剂次，新生儿出生后24小时内接种第1剂，1月龄接种第2剂，6月龄接种第3剂。成人按0月、1月、6月免疫程序接种3剂次。

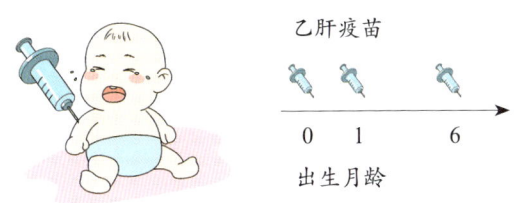

乙肝疫苗的接种程序

2. 危重症新生儿接种

超低体重（小于1kg）、严重出生缺陷、重度窒息、呼吸窘迫综合征等新生儿，应在生命体征平稳后尽早接种第1剂乙肝疫苗。

3. HBsAg（乙肝表面抗原）阳性或不详产妇所生新生儿接种

（1）乙肝表面抗原阳性或不详产妇所生的体重正常新生儿，应尽早（出生后12小时内）注射100IU乙肝免疫球蛋白，同时在不同部位接种第1剂乙肝疫苗，并在1月龄和6月龄分别接种第2剂和第3剂乙肝疫苗。同时，建议于接种第3剂乙肝疫苗1～2个月后，进行HBsAg和抗-HBs（乙肝表面抗体）检测，若HBsAg阴性，抗-HBs小于10mIU/mL，可按照0、1、6月免疫程序再接种3剂次乙肝疫苗。

（2）乙肝表面抗原阳性或不详产妇所生的低体重儿（小于2kg），也应尽早（出生后12小时内）注射乙肝免疫球蛋白，同时在不同部位接种第1剂乙肝疫苗。低体重儿满1月龄、2月龄、7月龄时按免疫程序再完成3剂次乙肝疫苗接种。即乙肝表面抗原阳性或不详产妇所生的体重小于2kg的新生儿共需接种4剂次乙肝疫苗，分别在0月龄、1月龄、2月龄、7月龄各接种1剂，并在出生时接种1剂乙肝免疫球蛋白。

【接种部位和接种途径】

乙肝疫苗注射部位为上臂外侧三角肌，接种方式为肌内注射。

【补种原则】

（1）若出生24小时内未及时接种，应尽早补种。

（2）未完成全程免疫程序者，需尽早补种，补齐未接种剂次。

（3）第2剂与第1剂间隔时间应不少于28天，第3剂与第2剂间隔时间应不少于60天，第3剂与第1剂间隔时间应不少于4个月。

【禁忌证】

（1）对乙肝疫苗所含成分过敏者不宜接种。

（2）患有急性疾病者、严重慢性疾病者、慢性疾病急性发作期者不宜接种。

（3）患有未控制的癫痫和其他进行性神经系统疾病者不

乙肝疫苗

宜接种。

（4）过敏体质或有变态反应性疾病者慎重接种。

【常见不良反应】

接种乙肝疫苗24小时内，局部可能会出现红肿、疼痛等感觉，一般1～3天可自行消失；极个别人接种后可能会出现一过性发热反应，一般可自行缓解，无需特殊处理；如症状迁延或出现较严重的发热、过敏等反应，应及时就诊。

【注意事项】

乙肝疫苗在体内产生的抗体滴度会随时间的推移慢慢下降，对于感染高风险人群，当发现抗-HBs小于10mIU/mL时，应接种乙肝疫苗加强针。

（三）案例

一位年轻的孕妈妈在孕期检查时发现自己感染了乙肝，病毒载量很高，感到非常焦虑，询问医生应该怎么办。医生告知这位孕妈妈，需要服用抗病毒药物进行阻断，并在宝宝出生后12小时内接种1剂次乙肝疫苗和乙肝免疫球蛋白，这样阻断成功率会很高，不用过于担心。孕妈妈严格按照医嘱用药，配合治疗，在宝宝1岁前为其进行了乙肝病毒血清学检测，结果显示无异常，宝宝很健康，乙肝阻断成功。

这里给所有孕妈妈几个提醒哦！首先，建议孕妈妈在怀孕的时候做一个乙肝病毒血清学筛查，如果筛查阳性，需加做病毒载量检测，一旦发现病毒载量高于$2×10^5 IU/mL$，应在孕24～28周服用抗病毒药物。同时，要在宝宝出生后的12小时内接种1剂次乙肝疫苗和乙肝免疫球蛋白。最后，一定要记得做好宝宝的乙肝病毒血清学监测。严格按照这些步骤走，乙肝母婴阻断必成功！

（四）疫苗相关问题

问 乙肝疫苗的保护持续时间是多久？

答 乙肝疫苗保护效果一般可持续10～30年，普通人群不需要进行常规抗-HBs监测或加强免疫，但高危人群（家庭中有乙肝患者或者经常输血、透析等人）或免疫功能低下者等可按医生建议定期监测抗-HBs，如抗-HBs小于10mIU/mL，可再次接种3剂次乙肝疫苗。

问 接种乙肝疫苗期间饮食方面有哪些注意事项？

答 接种乙肝疫苗后饮食无明显禁忌，建议以清淡饮食为主，避免酸辣等刺激性食物，不宜饮酒。

问 新生儿接种乙肝疫苗前要做乙肝五项检测吗？

答 新生儿可直接接种乙肝疫苗，不需要做乙肝五项检测。

问 是不是按照免疫程序接种完乙肝疫苗，就再也不会

二 乙肝疫苗

得乙肝?

答 接种疫苗后体内产生的抗体会随时间的推移越来越少,并不是永久性的,因此需适时检测,及时补种乙肝疫苗。

问 和乙肝患者同桌吃饭会被传染吗?

答 不会。乙肝主要通过母婴传播、血液传播和性传播三种途径进行传播,日常工作或生活接触如同桌吃饭、握手、拥抱或共用厕所等不会造成乙肝病毒的传染。

问 接种过程中,是否可以"混打"不同品牌的乙肝疫苗?

答 推荐使用同一类型和品牌的乙肝疫苗完成免疫程序。如遇特殊情况无法满足时,可使用不同类型及品牌的乙肝疫苗,并不影响有效性。

问 如何判断乙肝疫苗接种是否有效?

答 评价乙肝疫苗有效性,简单直观的指标是抗-HBs指标,它是一种保护性抗体,大于10mIU/mL就提示疫苗有效。

问 乙肝抗体"弱阳性",还需要再接种乙肝疫苗吗?

答 在完成免疫接种程序后,如HBsAg阴性且抗-HBs大于10mIU/mL,表示对乙肝病毒具有免疫力,不需要再接种乙肝疫苗。

问 如全程接种乙肝疫苗后，抗-HBs仍小于10mIU/mL应该怎么办？

答 可按照0月、1月、6月免疫程序再接种3剂次乙肝疫苗。16周岁以上人群可选择接种1剂60μg乙肝疫苗。

问 如乙肝表面抗体阳性，但从未接种过乙肝疫苗，是否还需要接种？

答 该情况说明既往感染过乙肝病毒，产生了保护性抗体，一般不必再接种乙肝疫苗。

问 宝宝患了湿疹可以接种乙肝疫苗吗？

答 宝宝在湿疹急性期或全身症状明显时不建议接种乙肝疫苗，应先治疗湿疹，病情稳定后可以尝试接种。

问 宝宝患了黄疸可以接种乙肝疫苗吗？

答 黄疸是很多新生宝宝都会有的表现，分为生理性黄疸和病理性黄疸。如宝宝患的是生理性黄疸，除黄疸外，全身健康状况良好，不伴其他临床症状，不需要治疗，可以接种乙肝疫苗。如宝宝患的是病理性黄疸，需查明病因，及时治疗，待病情稳定后再接种。

（五） 温馨提示

（1）按免疫程序接种乙肝疫苗。

（2）坚持体育锻炼与合理膳食，提高自身免疫力。

（3）养成良好的个人卫生习惯，不与他人共用毛巾、牙刷和剃须刀等物品。

（4）若为乙肝高危人群，应早筛查、早诊断和早治疗。

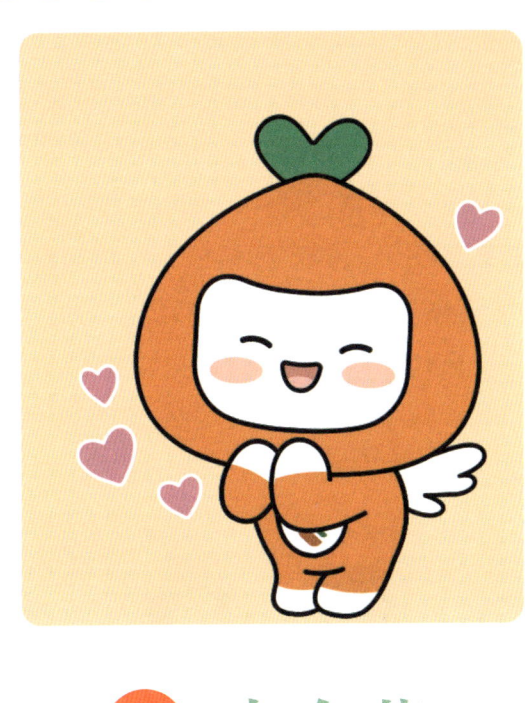

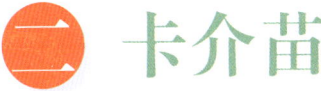 卡介苗

(一) 结核病

我国每年新发结核病约占全球结核病新发病数的10%，排世界第三位，同时，我国的耐药结核病数量也排世界前三位，属于30个结核病"高负担"国家之一。

肺结核、肠结核、肾结核、骨结核、脊柱结核、皮肤结核、淋巴结核、结核性脑膜炎都是结核杆菌惹的祸。结核杆菌可以侵入人体许多器官，但80%～90%发生在肺部。我国有约5.5亿的结核感染人群。肺结核一年四季都可以发病，发热、咳嗽是其最常见症状，多为低热，多见于午后或傍晚，伴有疲倦、盗汗、食欲下降、体重减轻等，病变扩展时可有高热、咳嗽、胸痛以及不同程度咯血，继发细菌感染时痰呈脓性。婴幼儿、青春期少年、老年人发病率高。

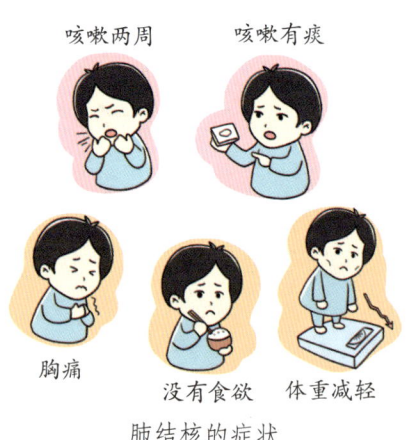

肺结核的症状

卡介苗是预防结核病的最重要的武器，但并不能彻底预防疾病的发生。新生儿接种卡介苗可以预防结核性脑膜

二、卡介苗

炎和血行播散型肺结核，但保护力是80%，保护作用仅能够持续10～20年。

（二）疫苗基本情况

【疫苗名称】

预防结核病的疫苗是卡介苗，英文名为bacillus calmette-guerin vaccine，缩写是BCG。

【疫苗种类】

卡介苗是由减毒牛型结核杆菌悬浮液制成的活菌苗。

【适用年龄】

卡介苗的常规接种对象为小于3月龄婴儿和3～47月龄且结核菌素纯蛋白衍生物试验（TB-PPD）或卡介菌蛋白衍生物试验（BCG-PPD）结果阴性的儿童。

【接种程序】

出生时接种1剂次。

【接种部位和接种途径】

在上臂外侧三角肌中部略下处皮内注射。严禁皮下或肌内注射。

【补种原则】

（1）没接种卡介苗的小于3月龄婴儿可以直接补种。

（2）3~47月龄儿童要先做结核菌素纯蛋白衍生物试验或卡介菌蛋白衍生物试验，试验结果阴性才可以补种。

（3）4岁以上儿童即使没接种过卡介苗也不再补种。

【禁忌证】

（1）结核菌素试验阳性者不需要接种。

（2）对该疫苗所含任何成分过敏者。

（3）患急性疾病、严重慢性疾病、慢性疾病急性发作期和发热者。

（4）免疫缺陷、免疫功能低下或正在接受免疫抑制治疗者。

（5）患脑病、未控制的癫痫和其他进行性神经系统疾病者。

（6）患湿疹或其他皮肤病者。

【常见不良反应】

接种卡介苗2周左右，局部可出现红肿浸润，随后化脓，形成小溃疡，大多在8~12周后结痂，形成卡疤，一般不需处理，但要注意局部清洁，防止继发感染。

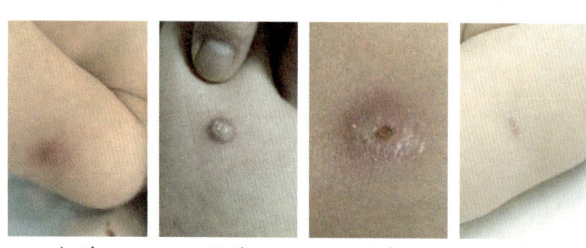

红肿 ⟶ 化脓 ⟶ 破溃 ⟶ 结痂

二 卡介苗

【注意事项】

接种卡介苗出现的局部红肿不能热敷。

【预防的疾病】

接种卡介苗是预防结核病的重要手段，特别是预防最严重的结核病类型，如儿童结核性脑膜炎和粟粒性结核疾病。将卡介苗接种于未受结核杆菌感染的婴儿，使其发生一次轻微的临床发病危险极低的原发感染，从而产生针对结核杆菌的特异性免疫力。

【不接种的危害】

结核病是全球死亡的首要感染性因素，位列全球十大死因之一，也是单一传染病中的"头号杀手"。不接种卡介苗会增加患重型结核病的风险。根据我国结核病信息监测系统新患者登记数以及死因监测系统的结核病死亡数据等，WHO与中国疾控中心结核病预防控制中心的专家组共同测算分析而得：我国2022年估算的结核病新发患者数为74.8万（2021年78.0万），估算结核病发病率为52/10万（2021年55/10万）。在30个结核病高负担国家中我国估算结核病发病数排第3位，占全球发病数的7.1%。我国的结核病死亡数估算为3万，结核病死亡率为2.0/10万。

（三）案例

一天上午，新手妈妈小张带着尚未满月的女儿饼饼十万火急地跑来深圳市妇幼保健院,非常担心地问医生:"医生啊,昨天我给孩子洗澡的时候,发现孩子的手臂有一个脓包,是不是你们给打的那个针出了问题?"

医生仔细检查后,笑着跟新手妈妈解释:"小宝贝很健康,这是孩子接种卡介苗的正常反应,这表明你们接种成功啦。"

卡介苗是减毒活疫苗,接种卡介苗之后,一般2周左右会在接种部位出现一个小硬块或是小脓包,经过红肿浸润、脓包形成、破溃、结痂,直到结痂自行脱落,留下一个淡淡的卡疤,这是卡介苗接种后的正常过程,是有效接种的标志。

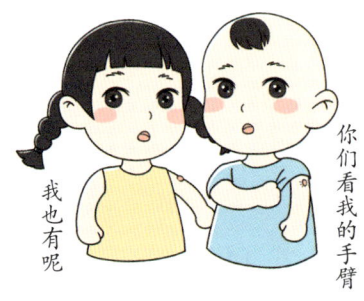

接种后出现小脓包,一般不需要处理,但要注意不能热敷,保持局部清洁,防止继发感染,可以正常洗浴。洗澡过程中尽量不要碰到水,万一碰到水应立即擦干,保持干燥即可。如果有化脓溃烂,洗澡时尽量不要让水沾湿溃疡处,以防感染。如果脓包溃疡面积大,而且局部脓肿明显,建议去医院处理。

（四）疫苗相关问题

问 接种卡介苗后需要检测抗体吗？

答 接种卡介苗后不需要检测抗体。

问 接种卡介苗后没形成卡疤怎么办？

答 只要接种过卡介苗，即使没有形成卡疤也不再补种，因为形成卡疤并不是产生保护的标志，接种后没形成卡疤并不意味着没有保护作用。大约有10%的孩子接种卡介苗后不会产生卡疤。

一般来说，接种卡介苗2～3个月以后会慢慢形成卡疤，形成卡疤以后预示着卡介苗接种成功。即便有的孩子没有形成卡疤，也不代表卡介苗没有接种成功，可以进行PPD试验，这个检查结果是阳性就说明接种已经成功。

问 接种卡介苗后，局部有脓包或溃烂应如何护理？

答 接种卡介苗后局部有脓包或溃烂时，不必擦药或包扎，但局部要保持清洁，衣服不要穿得太紧。脓液如有流出，可用无菌纱布或棉花拭净，不要挤压，2～3个月后会自然愈合结痂。痂皮应待其自然脱落，不可提早抠掉。如果遇到局部淋巴结肿大应及时就诊。

问 卡介苗在什么地方接种，是免费的吗？

答 卡介苗属于国家免疫规划疫苗，是国家免费提供、公民必须接种的疫苗。一般孩子出生之后在助产机构接种，如果由于禁忌证没有接种，出院后可以在卡介苗接种门诊接种，详情可在当地疾控中心公众号进行查询。

问 卡介苗接种之后就能完全避免肺结核吗？

答 目前没有任何一种疫苗是可以100%预防疾病的。卡介苗对于血行播散型肺结核或粟粒性肺结核等重型肺结核有较好的预防作用，但对于普通型肺结核没有明显的预防作用。总的来说，接种卡介苗并不能完全预防肺结核，日常生活中还是应该多加注意，做好防护。

问 未接种过卡介苗且得过肺结核还需要接种吗？

答 得过肺结核并且已经治愈，就没有必要再接种卡介苗了。卡介苗是预防结核病的，已经感染过结核杆菌者不需要再接种卡介苗。

（五）温馨提示

（1）房间要多通风。
（2）到结核病患者可能出现的场所要戴口罩。
（3）家人患有结核病，一定要注意隔离居住。
（4）养成良好的卫生习惯，如不随地吐痰等。

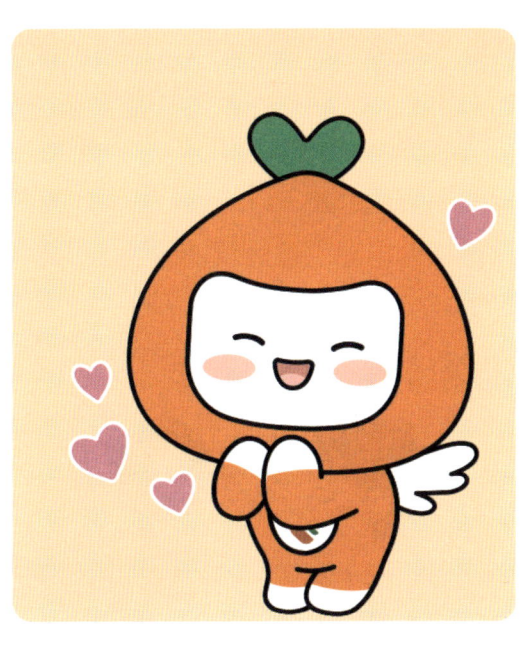

 脊灰疫苗

（一）脊髓灰质炎

脊髓灰质炎是由脊髓灰质炎病毒引起的急性消化道传染病。临床表现主要以发热、上呼吸道症状、肢体疼痛为主，部分患者可发生弛缓性麻痹并留下瘫痪后遗症。在实施疫苗免疫之前，该病广泛流行，所致的麻痹不可逆，严重危害儿童健康，是造成儿童肢体残疾的主要原因之一，又称小儿麻痹症。其主要通过粪-口途径传播，在发病早期咽部排毒可经飞沫传播。在卫生条件较差的地区，粪-口途径传播占主导，而在卫生条件较好的地区，口-口途径传播更常见。潜伏期最短3天，最长35天，一般为5～14天。

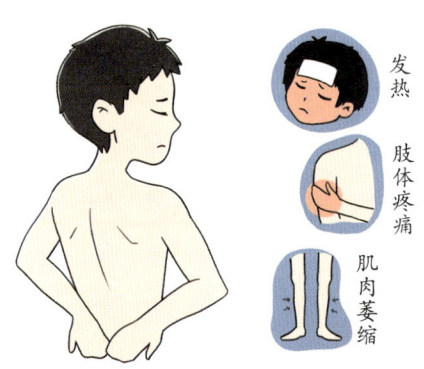

脊髓灰质炎的主要临床表现

在实施疫苗免疫之前，脊髓灰质炎呈自然流行状态，发病率高，在一些国家和地区成为地方性流行的传染病，一年四季均可发生，夏、秋两季为流行高峰。随着疫苗推广使用，发病率显著下降。1988年，世界卫生大会通过全球消灭脊髓灰质炎目标的决议；2000年，我国已经实现了无脊髓

三 脊灰疫苗

灰质炎的目标，并通过了WHO认证。截至2020年，WHO六大区中美洲区、西太平洋区、欧洲区、东南亚区、非洲区已相继证实为无脊髓灰质炎野病毒的区域。2021年，仅阿富汗和巴基斯坦仍有脊髓灰质炎野病毒本土流行。然而，在全球消灭脊髓灰质炎之前，我国仍然面临境外脊髓灰质炎病毒输入的风险。

目前，脊髓灰质炎尚无法根治，接种疫苗是预防本病最有效的措施。1960年，我国自行研制成功脊髓灰质炎减毒活疫苗，并于1965年在全国逐步推广使用，脊髓灰质炎的发病率急剧下降；1978年，我国将脊髓灰质炎减毒活疫苗纳入计划免疫，脊髓灰质炎的报告发病数进一步下降；到2000年，我国已经实现无脊髓灰质炎的目标。当前，通过全国维持高水平的常规免疫接种率，重点地区结合风险评估定期开展强化免疫或者查漏补种等免疫措施，结合高质量的急性弛缓性麻痹疾病监测，我国持续处于无本土脊髓灰质炎状态。

（二）疫苗基本情况

【疫苗名称】

脊髓灰质炎减毒活疫苗，英文名为oral poliovirus vaccine，缩写为OPV。脊髓灰质炎灭活疫苗，英文名为inactivated poliovirus vaccine，缩写为IPV。

【疫苗种类】

目前的脊髓灰质炎疫苗分为减毒活疫苗和灭活疫苗两种,还有一些联合疫苗也含有脊髓灰质炎灭活疫苗的成分。

【适用年龄】

脊髓灰质炎疫苗的常规接种对象为2月龄以上的婴幼儿,未完成脊髓灰质炎疫苗免疫程序的18岁以内儿童及青少年也可进行接种。

【接种程序】

脊髓灰质炎减毒活疫苗的接种程序为2月龄、3月龄、4月龄进行3剂次基础免疫,4周岁进行1剂次加强免疫。

脊髓灰质炎灭活疫苗的接种程序为2月龄、3月龄、4月龄进行3剂次基础免疫,18月龄进行1剂次加强免疫。

现我国免疫规划推荐2剂次脊髓灰质炎灭活疫苗加2剂次脊髓灰质炎减毒活疫苗的免疫程序,可于2月龄、3月龄接种2剂次脊髓灰质炎灭活疫苗,4月龄、4周岁接种2剂次脊髓灰质炎减毒活疫苗。家长也可以自愿自费选择4剂次全程接种脊髓灰质炎灭活疫苗。

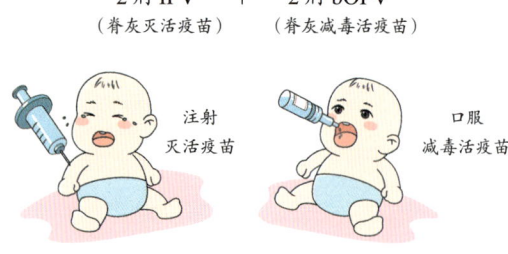

"2+2"
2剂 IPV　　+　　2剂 bOPV
(脊灰灭活疫苗)　　(脊灰减毒活疫苗)

注射灭活疫苗　　口服减毒活疫苗

三 脊灰疫苗

【接种部位和接种途径】

脊髓灰质炎减毒活疫苗为口服，分为糖丸和滴剂两种；脊髓灰质炎灭活疫苗为肌内注射，婴幼儿最佳接种部位为大腿前外侧中部，儿童、青少年则在上臂外侧三角肌中部肌内注射。

【补种原则】

4周岁以内儿童需接种3剂次含脊髓灰质炎成分的疫苗，如未达到3剂次，应补种完成3剂次；大于或等于4周岁儿童应接种4剂次含脊髓灰质炎成分的疫苗，如未达到4剂次，应补种完成4剂次。补种时应遵循先补种IPV后补种OPV的原则，两剂次间隔不少于28天。对于补种后满4剂次脊髓灰质炎疫苗的儿童，可视为完成脊髓灰质炎疫苗全程免疫。

【禁忌证】

（1）对疫苗所含任何成分过敏者，既往接种同种疫苗发生过敏反应者。

（2）患急性疾病、严重慢性疾病、慢性疾病急性发作期和发热者。

（3）有免疫缺陷、免疫功能低下或正接受免疫抑制剂治疗是脊髓灰质炎减毒活疫苗的绝对禁忌证，可接种灭活疫苗。但由于免疫抑制剂治疗也可能影响灭活疫苗的效果，建议在治疗结束后再进行脊髓灰质炎灭活疫苗的接种，特殊情况由医生评估后再接种。

（4）未控制的癫痫或其他进行性神经系统疾病患者。

【常见不良反应】

脊髓灰质炎疫苗接种后不良反应一般较少。减毒活疫苗接种后偶有发热、腹泻、烦躁、呕吐、皮疹等。灭活疫苗接种后偶有发热,接种部位疼痛、红肿硬结及过敏反应等。

【注意事项】

脊髓灰质炎减毒活疫苗应使用37℃以下温水送服,切勿用热水送服,服用前后半小时内不要喂食,避免呕吐。

【联合疫苗】

现有的吸附无细胞百白破、灭活脊髓灰质炎和b型流感嗜血杆菌(结合)联合疫苗(俗称五联疫苗),含有灭活脊髓灰质炎成分,可用于替代脊髓灰质炎减毒活疫苗或灭活疫苗。接种程序为4剂次,分别在2月龄、3月龄、4月龄各接种1剂次,共完成3剂次的基础免疫;18月龄加强免疫接种1剂次。

(三)案例

有一天,一位年轻的宝妈在网上看到一例罕见的脊髓灰质炎疫苗相关麻痹型病例的报道,报道内容为:一名儿童早前已按免疫程序接种了2剂次IPV,如今宝宝4月龄大,按免疫程序继续到社康中心接种了1剂次OPV,3周后,该儿童右腿和上肢运动能力明显退化且在有支撑的前提下无法正常活动,随即住院治疗,后被确诊为疫苗相关麻痹型脊髓灰质炎（vaccine associated paralytic poliomyelitis, VAPP），临床表现与脊髓灰质炎相同。看完该报道的宝妈心里非常不安，因为她家宝宝也是刚在4月龄时接种了1剂次脊髓灰质炎减毒活疫苗，于是宝妈着急地带着孩子去医院向医生咨询，医生告知宝妈：口服的脊髓灰质炎疫苗是减毒的活疫苗，正常情况下接种疫苗不会对身体造成损害，但在罕见的情况下，活疫苗株病毒恢复了毒力，使接种者出现了麻痹型脊髓灰质炎症状。这种罕见情况多发于受种者本身存在免疫功能缺陷时，发生率非常低，所以健康宝宝不用太担心。

目前，我国对脊髓灰质炎疫苗常规采取IPV和bOPV（二价脊髓灰质炎减毒活疫苗）序贯接种的免疫程序，即2月龄、3月龄接种IPV，4月龄和4周岁接种bOPV；如果儿童家长自愿选择全程IPV或含IPV成分的联合疫苗，可视为完成相应剂次的脊髓灰质炎疫苗接种，4周岁可不再接种bOPV。全程IPV的免疫程序为2月龄、3月龄、4月龄和18月龄各接种1剂次。

IPV和OPV各有优缺点。IPV最大的优点是不良反应率低，而OPV在极罕见情况下可能发生疫苗相关麻痹型脊髓灰质炎。但OPV在诱导有效的肠道免疫、提高人群对输入性野生脊髓灰质炎病毒传播的抵抗力方面，比IPV效果好。

（四）疫苗相关问题

问 如果没有按照时间接种脊髓灰质炎疫苗该如何补种？

答 脊髓灰质炎减毒活疫苗和灭活疫苗的接种程序各不相同（具体见上），如果没有按时接种，需要尽早进行相应剂次的补种，4周岁以下儿童需要补种完成3剂次脊髓灰质炎疫苗，4周岁及以上儿童需要补种完成4剂次脊髓灰质炎疫苗，各剂次脊髓灰质炎疫苗与上一剂次间隔28天以上即可补种。

问 如果接种脊髓灰质炎疫苗超过4剂次是正常的吗？

答 部分地区会依据脊髓灰质炎病毒感染的风险和疾病防控需要开展脊髓灰质炎疫苗的加强免疫，接种疫苗的总剂次可能会超过4剂次，按照政府相关政策开展加强免疫有助于保持高的群体免疫水平，阻断疾病的发生，应按照当地政府的政策实施接种。

问 我国现在已经实现无脊髓灰质炎了，为什么还需要接种脊髓灰质炎疫苗？

答 尽管我国自2000年以来已无本土脊髓灰质炎野病毒病例，但我国周边国家如巴基斯坦、阿富汗、印度等国依然有脊髓灰质炎病毒本土流行。2003—2009年，全球有29个已实现无脊髓灰质炎的国家共发生过133起脊髓灰质

三 脊灰疫苗

炎病毒输入事件,并在25个国家引发60起暴发疫情。因此一旦停止脊髓灰质炎疫苗接种,人群免疫屏障被打破,就会增加脊髓灰质炎病毒境外输入、传播和个体感染的风险。故在全球彻底消灭脊髓灰质炎之前,疫苗接种还是不能停。

问 儿童要去脊髓灰质炎流行的国家,应该注意什么?

答 脊髓灰质炎为消化道传染病,去疫区的儿童应做好日常卫生,严把病从口入关,坚持饭前便后洗手等良好的卫生习惯。另外,若儿童尚未接种过脊髓灰质炎疫苗或免疫史不详,建议完成至少3剂次脊髓灰质炎疫苗接种后再去。

问 脊髓灰质炎疫苗能保持多久的免疫力?

答 既往全程接种脊髓灰质炎疫苗的人群,95%以上能产生免疫力。抗体水平随着时间的推移会有所下降,但脊髓灰质炎疫苗诱导的免疫力对于麻痹型脊髓灰质炎可产生持久的保护效果。

问 儿童服用脊髓灰质炎减毒活疫苗时吐了,是否需要补服疫苗?

答 儿童服用减毒活疫苗后短时间内如果因吐奶等原因导致疫苗服用剂量不足,需要重新补服。

问 儿童腹泻,能否服用脊髓灰质炎减毒活疫苗?

答 如果儿童近期一天内腹泻4次以上,不宜服用脊髓灰质炎减毒活疫苗，灭活疫苗也应暂缓接种，应在身体恢复后再接种。

问 脊髓灰质炎疫苗能否与其他疫苗同时接种？

答 脊髓灰质炎疫苗可以与其他疫苗同时接种，不会影响免疫效果。

问 近期打过免疫球蛋白的孩子，能否口服脊髓灰质炎减毒活疫苗糖丸？

答 儿童注射免疫球蛋白后应间隔三个月以上再接种脊髓灰质炎减毒活疫苗，以防影响免疫效果。

问 儿童有肛周脓肿能口服脊髓灰质炎减毒活疫苗糖丸吗？

答 《中华人民共和国药典》规定，肛周脓肿不是脊髓灰质炎减毒活疫苗糖丸的接种禁忌证。但发生肛周脓肿的儿童部分伴有免疫功能缺陷或障碍，为脊髓灰质炎减毒活疫苗的接种禁忌证，需由医生进行评估，建议该类儿童接种灭活疫苗。

（五）温馨提示

（1）主动接种脊髓灰质炎疫苗是预防脊髓灰质炎最有效的措施。

三 脊灰疫苗

（2）脊髓灰质炎病毒主要通过粪－口途径传播，应勤洗手，保持环境卫生，培养良好的卫生习惯。

（3）疾病流行期间，不要带孩子去人群密集场所。

（4）注意好好休息，坚持体育锻炼与合理膳食，提高自身免疫力。

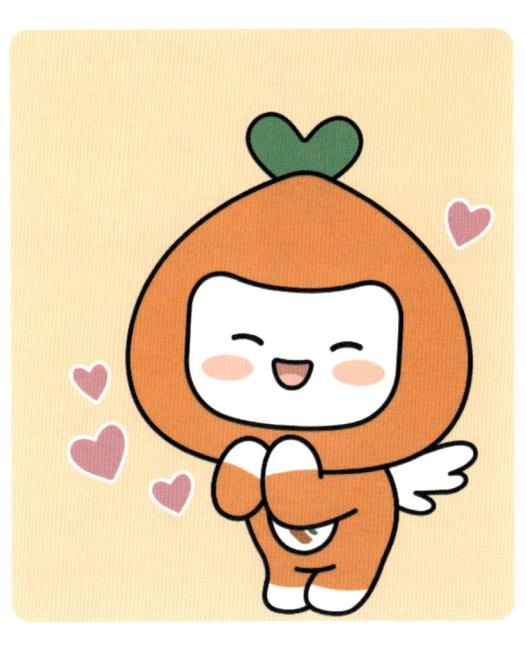

㊃ 百白破疫苗

（一）百白破疫苗所预防的疾病

百白破疫苗属于三联混合疫苗，预防的是百日咳、白喉、破伤风三种疾病。

1. 百日咳

百日咳是由百日咳杆菌引起的急性呼吸道传染病，常表现为阵发性、痉挛性（反复剧烈）咳嗽，咳嗽结束时伴有特征性的鸡鸣样吸气声。婴儿不典型表现可有呼吸暂停、窒息、青紫或间歇的阵发性咳嗽。青少年和成人可能只表现持续两周以上的长期咳嗽。如果是重症或者是身体比较虚弱的患者可能会并发肺炎、脑病等严重疾病。未经治疗，咳嗽可持续2～3个月，故称"百日咳"。一年四季都可能发病，通过呼吸道飞沫传播，家庭内传播较为多见，传染性极强。人群普遍易感，病例主要发生在15岁以下儿童，死亡病例主要发生在5岁以下儿童。近年来百日咳发病有上升趋势，仍存在百日咳大范围流行、集中暴发、婴幼儿因百日咳致死增多的风险。

接种疫苗仍是全球预防百日咳最有效的特异性措施，可保护85%的受种者免患临床疾病。通过疫苗接种产生的百日咳特异性抗体可以持续4～12年，通过自然感染获得的免疫力可以持续4～20年。

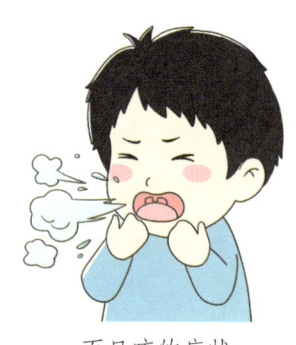

百日咳的症状

四 百白破疫苗

2. 白喉

白喉是由白喉杆菌引起的急性呼吸道传染病，根据受累部位和临床表现，可分为呼吸道白喉和皮肤白喉。最常见的是咽部白喉和扁桃体白喉，可形成灰白色膜状物，严重的可导致呼吸道阻塞引起窒息。主要通过呼吸道飞沫传播，也可以通过污染的器具和食物传播，或通过破损的皮肤、呼吸道以外的黏膜造成外伤性感染。一年四季都可能发病，人群普遍易感，我国白喉病例以1～5岁儿童发病率最高，最常见并发心肌炎和神经炎，病死率为5%～10%，在未接种白喉疫苗的人群中死亡率为5%～17%，致死率极高。

接种疫苗是预防白喉最有效的措施。接种百白破疫苗后，检测血清白喉IgG抗体滴度不低于0.1IU/mL，保护力可达100%。白喉抗体的持续时间一般为6～12年，青少年和成人体内白喉抗体滴度下降较为明显，因此有必要对不同年龄段人群定期加强免疫。

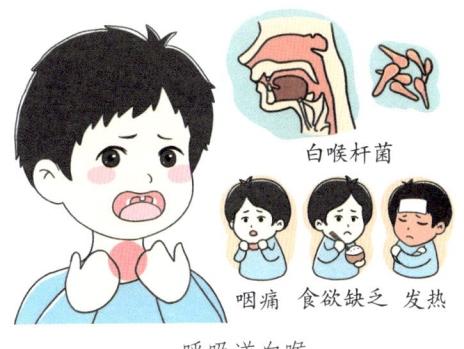

呼吸道白喉

3. 破伤风

破伤风是由自然界广泛分布的厌氧菌引起的急性致死性传染病,主要通过破损伤口感染,常见于外伤和烧烫伤患者。新生儿如果使用不洁器械或受污染敷料处理脐带,也可能感染新生儿破伤风,约占破伤风病例总数的80%。破伤风患者表现为全身持续性强直和阵发性痉挛,牙关紧闭,颈项强直,吞咽困难,腹肌强直,全身抽搐,严重者可因窒息、全身衰竭而死亡。人群普遍易感,在没有医疗干预的情况下,尤其是老年人和婴幼儿,病死率接近100%。每年全球因破伤风死亡人数大约有100万,破伤风严重威胁人类的生命和健康。

破伤风属于可预防疾病,预防主要依赖于抗体。从未接受过破伤风疫苗免疫的患者需要连续注射3剂次才能达到足够的抗体滴度。如果未完成全程免疫,其作用持续时间小于5年,但全程免疫后的作用可持续5～10年,在全程免疫后进行加强免疫,其作用可持续10年以上。

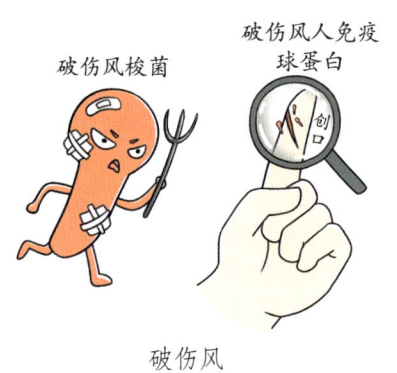

破伤风

四 百白破疫苗

（二）疫苗基本情况

【疫苗名称】

吸附无细胞百白破联合疫苗（diphtheria, tetanus and acellular pertussis combined vaccine, adsorbed, DTaP），简称百白破疫苗；吸附白喉破伤风联合疫苗，简称白破疫苗。

【疫苗种类】

目前含百白破成分相关的儿童常规接种疫苗有百白破疫苗和白破疫苗两种，均为灭活疫苗，还有一些联合疫苗，比如五联疫苗（包含吸附无细胞百白破疫苗、灭活脊髓灰质炎疫苗和b型流感嗜血杆菌疫苗）、四联疫苗（包含吸附无细胞百白破疫苗、b型流感嗜血杆菌疫苗），均含有百白破疫苗的成分。

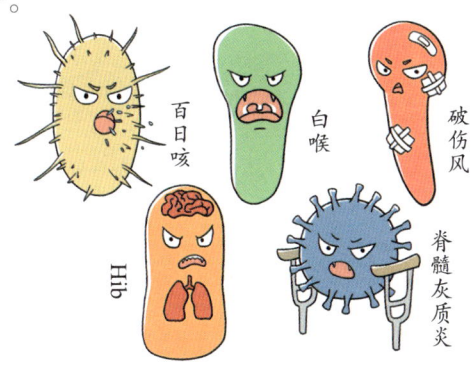

五联疫苗可预防的细菌、病毒

【适用年龄】

百白破疫苗适用于3月龄至6周岁儿童，白破疫苗适用于12周岁以下儿童。

【接种程序】

百白破疫苗共接种4剂次,其中3月龄、4月龄、5月龄、18月龄各接种1剂次;白破疫苗接种1剂次,于6周岁接种。

【接种部位和接种途径】

两种疫苗均为上臂外侧三角肌肌内注射。

【补种原则】

(1)3月龄至5周岁未完成百白破疫苗接种4剂次的儿童,需及时补种,前三剂每剂次疫苗接种间隔不少于28天,第4剂与第3剂疫苗接种间隔不少于6个月。

(2)6周岁及以上儿童补种参考以下原则:

①接种百白破疫苗和白破疫苗累计小于3剂次的,用白破疫苗补齐3剂次,第2剂与第1剂疫苗接种间隔1~2个月,第3剂与第2剂疫苗接种间隔6~12个月。

②接种百白破疫苗和白破疫苗累计大于或等于3剂次的儿童,若已接种至少1剂次白破疫苗,则无需补种;若仅接种了3剂次百白破疫苗,则接种1剂次白破疫苗,白破疫苗与第3剂次百白破疫苗接种间隔不少于6个月;若接种了4剂次百白破疫苗,但满7周岁时未接种白破疫苗,则补种1剂白破疫苗,白破疫苗与第4剂百白破疫苗接种间隔不少于12个月。

【接种禁忌】

(1)对该疫苗所含任何成分过敏者。

(2)患急性疾病、严重慢性疾病、慢性疾病急性发作期和发热者。

四 百白破疫苗

(3)患脑病、未控制的癫痫和其他进行性神经系统疾病者。

(4)以往接种过含相同组分的疫苗出现过严重不良反应者。

【常见不良反应】

百白破疫苗接种后不良反应一般较少,部分接种者会出现发热、接种部位疼痛、红肿硬结及过敏反应等,但多为一过性,经及时治疗可恢复。

【联合疫苗】

五联疫苗和四联疫苗均含有无细胞百白破疫苗成分,可用于替代百白破疫苗。五联疫苗接种程序为4剂次,分别在2月龄、3月龄、4月龄各接种1剂次,共完成3剂次的基础免疫,18月龄加强免疫接种1剂次。四联疫苗接种程序为4剂次,分别在3月龄、4月龄、5月龄各接种1剂次,共完成3剂次的基础免疫,18~24月龄加强免疫接种1剂次。

(三) 案例

案例1:一个8月龄的宝宝咳嗽、低热,病了好多天还没有好。家长把宝宝带到医院查了血常规,竟然被怀疑是白血病!这可把家长吓坏了,这是怎么回事呢?

原来,宝宝刚开始发病时,有咳嗽、呼吸道感染症状,被考虑为急性支气管炎。同时由于外周血白细胞高达

$40 \times 10^9/L$，又有贫血，医生怀疑是白血病。连续治疗3天后，宝宝出现典型的较剧烈的成串痉挛样咳嗽，发作时面红唇绀，并带"鸡鸣尾声"，反复多次，伴有呕吐，极其痛苦。医生仔细询问疫苗接种史，宝宝出生以来没有接种过百日咳疫苗，结合临床症状，考虑是百日咳。对症下药后，通过2周的治疗，宝宝痊愈出院。

近年来百日咳仍有死灰复燃之势，让不少婴幼儿深受其害。国家规定婴儿需要在3月龄、4月龄、5月龄接种3剂次百白破疫苗，家长们切记按时、全程完成免疫接种！

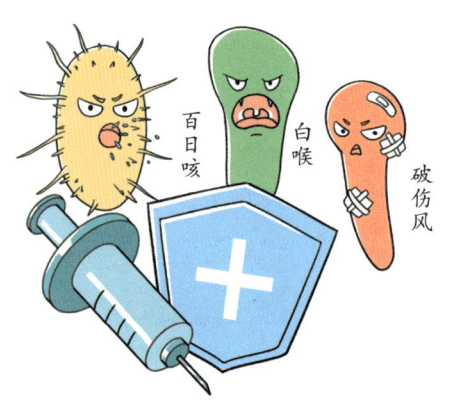

百白破疫苗预防的疾病

案例2：某个早晨，14岁的男孩周明（化名）起床后突然张口困难、四肢抽搐，家人紧急将他送往医院急诊科，结合临床症状及一周前曾被铁钉扎伤的受伤史，医生判断周明发生了破伤风感染，立即为周明注射破伤风免疫球蛋白及破伤风抗毒素，并进行青霉素抗感染治疗，随后转入急诊重症监护室救治。

四 百白破疫苗

"一周前,孩子打球时,被球场上一根生锈的铁钉扎破了脚底,当时觉得伤口不大,流血也不多,回家后用碘伏消了毒,就没再去医院处理了。"据周明妈妈回忆,"没想到孩子突然出现了全身乏力、张口困难、四肢抽搐,赶紧送到医院,医生说是伤口感染引发了破伤风,情况很危险。"

破伤风一旦发病,病情凶险,可能危及生命,因此预防很重要!幸运的是,破伤风属于可预防疾病。在日常生活中,如果被一些锐器(比如针、铁钉、竹签、玻璃等)不小心刺伤,以及不慎摔伤时,即使伤口较小,也不能忽视。必须尽早到医院就诊,注射破伤风抗毒素进行被动免疫,预防破伤风感染。

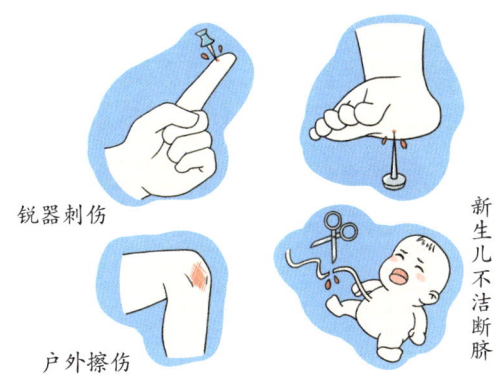

引起破伤风的原因

案例3:某个夜晚,一对年轻夫妇抱着两岁半的孩子匆忙入院,门诊病历上清晰写着"白喉"。孩子入院前有发热症状,在当地医院做了咽拭子检出白喉杆菌,亚碲酸钠试验显黑色,阳性。确诊白喉!

医生查看孩子的预防接种本，百白破疫苗只在出生后3个月接种了第1剂，后面4月龄、5月龄都没有接种，18~24月龄也没有接种记录。据孩子妈妈回忆，因为工作太忙，同时觉得接种疫苗不太重要，没有及时接种百白破疫苗。由此可见，完成百白破疫苗全程接种非常重要！

（四）疫苗相关问题

问 百白破疫苗的工艺和种类，有什么区别？

答 全球百白破疫苗按照生产工艺分为全细胞百白破疫苗和无细胞百白破疫苗。全细胞百白破疫苗是百日咳鲍特菌经灭活制备而成，含有杂质成分较多，不良反应发生率较高。无细胞百白破疫苗是基于高度纯化的选择性细菌组分加上氢氧化铝佐剂制成的疫苗，不良反应发生率较全细胞百白破疫苗大大降低。目前我国适龄儿童免费接种的为无细胞百白破疫苗。

问 百白破疫苗可以提前或是推后接种吗？

答 按照《预防接种工作规范》的要求，疫苗应按照免疫程序进行接种，在儿童健康状况允许的情况下，不建议提前或是推后接种。百白破疫苗共接种4剂次，分别于3月龄、4月龄、5月龄、18月龄各接种1剂次。如因为部分原因未能及时完成相应剂次的接种，一般来说推后接种是可以的，但是推后接种的剂次一定要尽早进行补种。

四 百白破疫苗

问 百日咳、白喉和破伤风等一些疾病已经很少见,为什么还要接种百白破疫苗?

答 由于我国普及儿童免疫,持续提高和保持高水平接种率,形成了有效群体免疫屏障和个体免疫保护,使这些疾病的传播和流行得以阻断和遏制。2007—2018年,我国无白喉病例报告,2017年百日咳的报告发病率为0.75/10万,比实施计划免疫前降低了99%以上,但仍持续面临输入白喉和百日咳发病率增高的风险。如果停止疫苗接种,随着免疫空白人群形成并不断积累,疾病的重新流行或暴发将不可避免。所以,尽管这些疾病的发病率已很低,但父母仍需适时为自己的孩子接种国家免疫项目推荐的各种疫苗,保护孩子免受这些疾病的侵害。

问 百白破疫苗、白破疫苗的免疫力能保持多久?

答 百白破全程免疫程序完成后平均保护时间为10年左右。保护性免疫在接触相应的细菌后会得到加强,如不能通过此自然途径获得加强免疫,可对婴儿期后及小学低年级儿童进行白破疫苗的加强免疫,以便维持保护性免疫力。

问 如果既往接种百白破疫苗,后续剂次可以换成联合疫苗吗?如何继续接种?或者既往接种联合疫苗,后续可以换成百白破疫苗吗?

答 既往接种过百白破疫苗，后续剂次可以换成联合疫苗，只需要补充后续的剂次即可。比如儿童前三剂次接种的是百白破疫苗，第4剂想接种四联疫苗或五联疫苗，都是可以的，这种情况下联合疫苗无需重新全程接种，只需要补充完后续的剂次即可。如果前三剂次接种了四联疫苗或五联疫苗，第4剂也可以单独使用百白破疫苗完成全程接种，但四联疫苗和五联疫苗中包含的脊髓灰质炎灭活疫苗和Hib疫苗也需要补充完成免疫程序。

问 接种百白破疫苗几天后，可以接种其他疫苗？

答 百白破疫苗属于灭活疫苗，与其他疫苗无特殊时间间隔要求。但因不良反应的难以判定，一般接种单位会建议间隔1周以上接种其他种类疫苗。

问 注射免疫球蛋白后，要隔多久才能接种百白破疫苗？

答 百白破疫苗属于灭活疫苗，免疫球蛋白不会影响百白破疫苗效果，因此注射免疫球蛋白和接种百白破疫苗无时间间隔要求。

（五）温馨提示

（1）勤洗手，多通风，去人群密集的场所要戴好口罩。

（2）避免接触百日咳患者和白喉患者及其常用物品、玩

四 百白破疫苗

具。家人患有百日咳、白喉时,一定要注意隔离居住。

(3)按时、全程接种百白破疫苗。未完成免疫接种的儿童应尽快补种。

(4)一旦发生外伤,建议立即就医,请医务人员进行评估和伤口处理,必要时进行破伤风被动免疫。

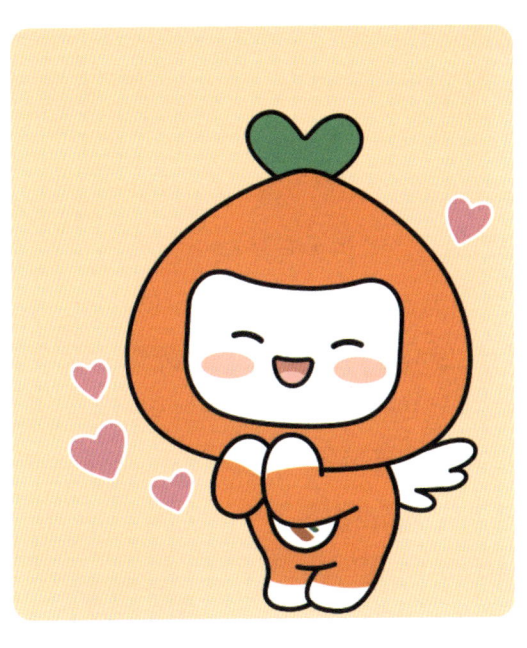

 麻腮风疫苗

（一） 麻腮风疫苗所预防的疾病

麻腮风疫苗可用于预防麻疹、流行性腮腺炎、风疹三种儿童常见的急性呼吸道传染病。

1. 麻疹

麻疹是由麻疹病毒引起的严重危害儿童健康的急性呼吸道传染病，主要表现为发热、咳嗽、流鼻涕、眼结膜炎等，特征性的表现为口腔麻疹黏膜斑和皮肤起疹。发热时体温一般在38℃以上，发热3天开始出皮疹，从耳后、面部开始由上至下逐渐遍布全身。严重者可能进展为肺炎、感染后脑炎、亚急性硬化性全脑炎，甚至死亡。据报道，在发展中国家，麻疹导致的儿童死亡率为2%～15%，肺炎是主要致死原因。麻疹主要通过空气飞沫传播，也可以通过接触经病毒污染的手、玩具等传播，传染性极强，一年四季均可发生，3—5月为发病高峰。无麻疹患病史或无麻疹疫苗接种史的人群普遍易感，接触后90%以上均可发病。我国麻疹报告病例主要集中在6月龄至5周岁小儿，发病率随着年龄增加而降低。

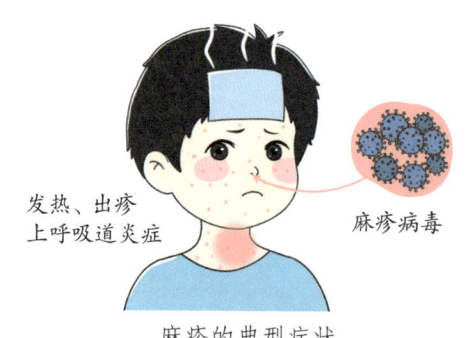

麻疹的典型症状

预防麻疹病毒感染的最佳方式是及时有效地接种疫苗。全球数据表明，接种疫苗后全人群总体麻疹抗体血清学转

五 麻腮风疫苗

换率为96%。我国8月龄婴儿初次接种疫苗后约85%可产生保护性抗体，一部分婴儿在4～6年后抗体全部消失。18月龄再次接种可使得初次免疫接种失败的儿童保护效果达到95%以上。

2. 流行性腮腺炎

流行性腮腺炎是由腮腺炎病毒所引起的急性呼吸道传染病，主要表现为单侧面部肿痛，一般以耳垂为中心，向前、后、下发展，边缘不清。面部局部皮肤紧张，发亮但不发红，触碰坚韧有弹性，有轻微触痛，张口会导致疼痛加剧。部分患者可伴有发热、畏寒、咽痛、全身不适等表现，严重者会发生病毒性脑炎、睾丸炎、胰腺炎、卵巢炎、心肌炎等并发症，病死率为0.5%～2.3%，主要死于重症腮腺炎病毒性脑炎。流行性腮腺炎主要通过空气中飞沫、唾液的吸入而传播，也可以通过直接接触传播，接触患者后2～4周发病。人群对腮腺炎病毒普遍易感，全年都可能发病，好发于冬、春两季，多见于5～9周岁的儿童和青少年，在学校、托儿所、幼儿园等儿童集中的地方易暴发流行。

预防流行性腮腺炎的重点是进行疫苗接种。全球数据表明，接种疫苗后全人群总体腮腺炎抗体血清学转换率为91.1%。在没有反复自然感染或加强免疫的情况下，接种疫苗后3～5年腮腺炎抗体阳性率下降到79%左右，存在对易感儿童保护不足的可能，建议再次接种麻腮风疫苗进行加强免疫。

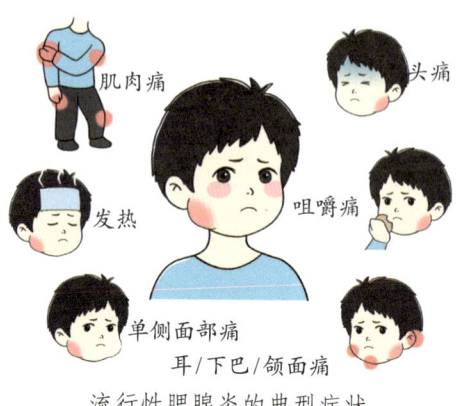

流行性腮腺炎的典型症状

3. 风疹

风疹是由风疹病毒引起的急性呼吸道传染病，主要表现为发热、全身性皮疹和耳后、枕部淋巴结肿大。多数患者感染风疹病毒后临床症状轻微，并发症少。风疹病毒感染最大的危害是妊娠早期（怀孕前或怀孕后的前3个月），感染可能导致胎儿早产、流产、死胎或新生儿出生后表现为多器官严重损伤的先天性风疹综合征。风疹主要通过呼吸道飞沫传播，也可以通过病毒污染的食具、衣物及生活用品等发生接触感染，还可以通过孕妇早期感染传给胎儿。我国自2018年12月起风疹发病率持续上升，发病年龄从既往5～9岁为主转变为以10～29岁无免疫接种史的青少年和成人为主。风疹全年均可发病，通常4—5月为发病高峰。近年，风疹报告发病率以15～19岁组最高，其次为10～14岁组和0～4岁组。

目前能有效预防风疹病毒感染和先天性风疹综合征发生的唯一措施是接种疫苗。全球数据表明，接种疫苗后全人群总体风疹血清学转换率为98.3%。

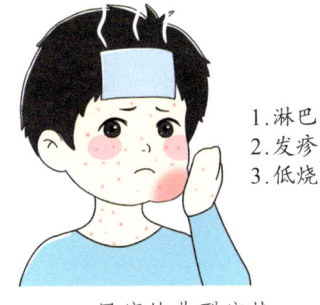

1. 淋巴结肿大
2. 发疹
3. 低烧

风疹的典型症状

（二）疫苗基本情况

【疫苗名称】

我国目前预防麻疹、流行性腮腺炎和风疹的疫苗有麻腮风联合减毒活疫苗（measles, mumps and rubella combined attenuated live vaccine, MMR）、麻腮联合减毒活疫苗（measles and mumps combined attenuated live vaccine, MM）、麻风联合减毒活疫苗（measles and rubella combined attenuated live vaccine, MR）、腮腺炎减毒活疫苗（mumps attenuated live vaccine, Mum）、风疹减毒活疫苗（rubella attenuated live vaccine, Rub）。

【疫苗种类】

我国预防麻疹、腮腺炎、风疹三种疾病可用的疫苗有麻腮风疫苗、麻风疫苗、麻腮疫苗、腮腺炎疫苗、风疹疫苗五种。这五种疫苗都是减毒活疫苗，接种疫苗后，可刺激机体产生抗麻疹病毒、流行性腮腺炎病毒和风疹病毒的免疫力，用于预防麻疹、腮腺炎和风疹。

【适用年龄】

麻腮风疫苗、麻腮疫苗、麻风疫苗的常规接种对象为8月龄以上的易感者。

【接种程序】

我国预防麻疹、腮腺炎、风疹三种疾病的免疫规划程序是8月龄接种第1剂麻腮风疫苗，18月龄接种第2剂麻腮风疫苗。

【接种部位和接种途径】

上臂外侧三角肌，皮下注射。

【补种原则】

（1）儿童补足2剂次麻腮风疫苗，可获得对麻疹病毒、流行性腮腺炎病毒、风疹病毒持久的保护效果，但不同年龄段的儿童可享受的免费政策不一样，参照当地的免疫规划政策执行。

（2）如果需要补种2剂次麻腮风疫苗，接种间隔不少于28天。麻腮风疫苗若未与其他注射类减毒活疫苗同时接种，则接种间隔应不少于28天。

【接种禁忌】

（1）已知对该疫苗所含任何成分，包括辅料以及硫酸庆大霉素过敏者。

五 麻腮风疫苗

（2）患急性疾病、严重慢性疾病、慢性疾病急性发作期和发热者。

（3）妊娠期妇女。

（4）免疫缺陷、免疫功能低下或正在接受免疫抑制治疗者。

（5）患脑病、未控制的癫痫和其他进行性神经系统疾病者。

【常见不良反应】

麻腮风疫苗接种后不良反应一般较少，偶有发热、注射部位疼痛、皮疹等，可有轻度腮腺和唾液腺肿大，通常不需特殊处理，必要时可对症治疗。

【注意事项】

有以下情况者应由医生评估是否可以接种麻腮风疫苗：家族和个人有惊厥史者、患慢性疾病者、有癫痫史者、过敏体质者、既往有血小板减少症人群、哺乳期妇女。育龄妇女注射本疫苗后，应至少3个月内避免怀孕。

（三）案例

案例1：有位男子三十岁时找到真爱，在婚前做了一次精细的检查。拿到结果后，他瞬间沉默了……报告单显示，他的精液里没有精子！

在医生的追问下，他回忆起，在14岁那年，他曾患过一次流行性腮腺炎。那段时间，不仅腮帮子肿得严重，睾丸也有些肿，隐隐作痛，当时使用了偏方，没几天腮帮子不肿了，这事也就这么过去了。

医生听完男子的讲述后分析，男子不育很可能就是因为青春期得了流行性腮腺炎后，病毒侵犯睾丸引起睾丸炎，从而导致的无精。这种情况一般发生在进入青春期以后得了腮腺炎的男生身上。总的来说，腮腺炎合并症比腮腺炎本身具有更大危险性，所以预防腮腺炎尤为重要！易感人群请务必记得进行预防接种，同时避免接触流行性腮腺炎患者。

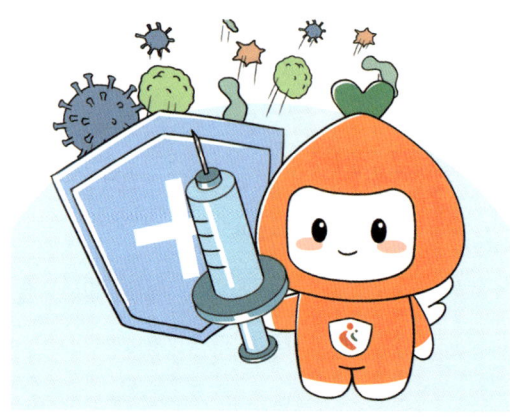

案例2：一位家长带着8月龄宝宝来接种门诊接种疫苗。家长听医生说要接种麻腮风疫苗，立马很慌张，不知道打还是不打。网上都说麻腮风疫苗是"苗王"，"十个娃娃接种九个要发烧"，接种该疫苗后反应很大。"苗王"真的那么可怕吗？都有哪些常见不良反应，以及该如何应对呢？

实际上，麻腮风疫苗并不可怕，之所以叫"苗王"，是

五 麻腮风疫苗

因为它能做到"一苗防三病",打一针就能同时预防麻疹、腮腺炎、风疹这三种儿童常见传染病。要知道,麻疹、流行性腮腺炎、风疹都主要通过呼吸道飞沫传播,传染性很强,对儿童的健康影响比较大。

接种麻腮风疫苗后,少数孩子会出现不良反应,如接种部位红肿、疼痛以及发热等,但通常比较轻微,在1～3天内都可自行恢复。个别孩子接种后会有皮疹,但一般都是一过性的,家长不必过分担心。如果接种疫苗后体温超过38.5℃,可口服布洛芬或对乙酰氨基酚退热,若皮疹比较严重或持续高烧时,需要及时去医院治疗。以上不良反应家长如果无法判断或出现其他问题,都请尽快就医。

接种疫苗是预防麻疹、流行性腮腺炎、风疹最有效的手段,爸爸妈妈们千万不要因为害怕不良反应就不给宝宝接种,这样可能会适得其反哦!

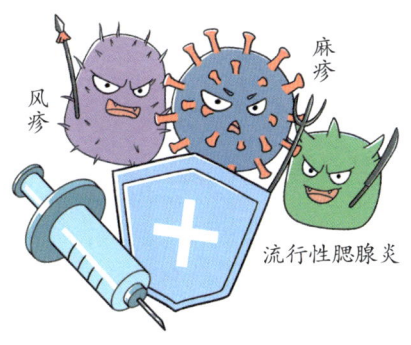

麻腮风疫苗预防的疫苗

（四）疫苗相关问题

问 注射免疫球蛋白者可以同时接种麻腮风疫苗吗？

答 不可以，注射免疫球蛋白者应间隔3个月以上再接种本疫苗，以免影响免疫效果。

问 成人建议接种麻腮风疫苗吗？

答 成人因接种疫苗时间过久，体内麻疹、腮腺炎及风疹抗体水平降低，有可能成为易感者，因此建议有接触患者或有感染风险的成人接种1剂次麻腮风疫苗以提高抗体水平，起到保护作用。育龄女性接种麻腮风疫苗可降低胎儿患先天性风疹综合征的风险，还可提高新生儿母传麻疹、腮腺炎、风疹抗体水平，降低在8月龄前受此三种病毒感染的可能性，因此建议在怀孕前至少3个月接种1剂次麻腮风疫苗。

问 育龄女性接种麻腮风疫苗后可以立即怀孕吗？

答 育龄女性注射本疫苗后，应至少3个月内避免怀孕。

问 接种麻腮风疫苗后会有什么不良反应吗？

答 除疫苗的一般不良反应外，部分人可在接种后6～12天出现散在皮疹，出疹时间一般不超过2天，在1～2周内出现一过性发热，一般症状较轻微不需做特殊处理，如症状加重可对症治疗。含腮腺炎病毒成分的疫苗接种

五 麻腮风疫苗

后可有轻微腮腺和唾液腺肿大,一般在1周后可自行缓解。

问 麻腮风疫苗能否与其他疫苗同时接种?

答 麻腮风疫苗可以与其他疫苗同时接种,不会影响免疫效果;两种减毒活疫苗可以在不同部位同时接种;若两种减毒活疫苗未同时接种,应间隔1个月以上。麻腮风疫苗与其他灭活疫苗无时间间隔要求,因不良反应难以界定,一般间隔1~2周接种灭活疫苗。

问 周围的人很少患麻疹、腮腺炎、风疹,为什么还要给孩子接种麻腮风疫苗呢?

答 周围的人没有患麻疹、腮腺炎、风疹,并不代表这些病毒不存在。麻疹、腮腺炎、风疹是通过呼吸道传播的,若孩子未接种过麻腮风疫苗,未获得过免疫保护,很有可能被感染,尤其是在医院、超市、商场等人群聚集的公共场所。因此,按时全程接种麻腮风疫苗,才能起到最好的预防效果。

问 患过流行性腮腺炎是否还需要接种麻腮风疫苗?

答 麻腮风疫苗是联合疫苗,可预防麻疹、流行性腮腺炎、风疹三种疾病。患过流行性腮腺炎后,理论上不会再感染流行性腮腺炎,接种麻腮风疫苗可以预防另外两种传染病,所以建议接种。

问 孩子经常生病延误了麻腮风疫苗第2剂的接种,是不是可以不接种了,只接种1剂次基础针就可以了?

答 麻腮风疫苗仅接种1剂次基础针,抗体水平不一定能保持较高水平起到长久的保护作用,建议在孩子身体健康时及时接种加强针,维持抗体水平,加强抗病能力。

问 孩子接种麻腮风疫苗第1剂次后有少许散在皮疹发生,第2剂加强针还可以接种吗?出现反应会影响疫苗的效果吗?

答 可以接种。麻腮风疫苗可在接种后6~12天出现散在皮疹,出疹时间一般不超过2天,通常不需特殊处理,不影响第2剂加强针的接种,也不影响疫苗效果。如接种后发生较严重的过敏反应,应由医生评估能否再次接种。

问 接种麻腮风疫苗后如何知道有无产生抗体?要不要去检测抗体水平?

答 疫苗批准上市前必须经过严格的临床试验证明其安全有效,才会被国家批准上市,因此,从整体人群的角度来看,接种疫苗后产生抗体的比例是非常高的。按照国际通行的做法,接种获得批准上市的疫苗后,一般不建议疫苗接种者去检测有无产生抗体。

五 麻腮风疫苗

（五）温馨提示

（1）按时接种麻腮风疫苗，未完成全程免疫的儿童应尽快补种。

（2）勤洗手，多通风，疾病流行期间避免去公共场所或人多拥挤处，出行要戴好口罩。

（3）尽量避免接触麻疹、流行性腮腺炎、风疹患者。家人患有麻疹、流行性腮腺炎、风疹时，一定要注意隔离居住。

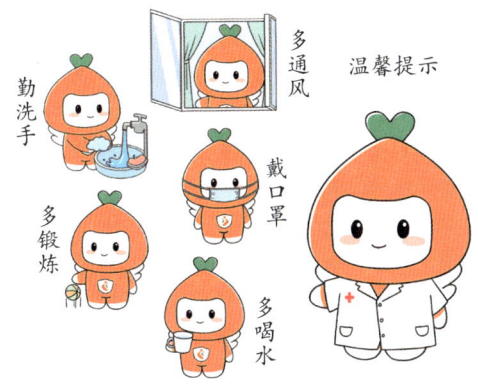

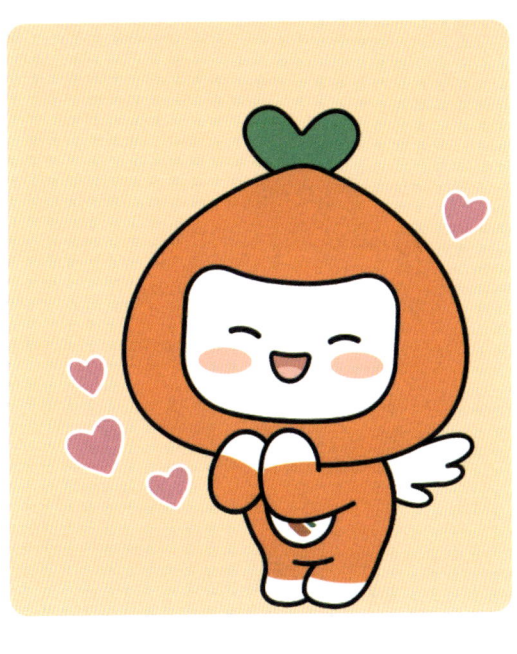 乙脑疫苗

（一）流行性乙型脑炎

流行性乙型脑炎（以下简称"乙脑"）是由乙型脑炎病毒引起的急性传染病，主要侵犯中枢神经系统引起脑实质炎症，表现为高热、呕吐、嗜睡、惊厥、昏迷、抽搐、意识障碍、呼吸衰竭等，严重者可导致死亡。乙脑病死率高，重症者死亡率为20%～30%，30%～50%存活患者有永久的神经系统症状或精神障碍等严重后遗症，是威胁人群特别是儿童健康的主要传染病之一，也是亚洲儿童神经系统病毒感染和致残的首要病因。我国曾经是乙脑流行区，20世纪60年代和70年代初期全国曾发生大流行，引发上百万感染病例，一度被称为"东方瘟疫"。20世纪70年代以后，随着大范围接种乙脑疫苗，乙脑发病率明显下降，但局部地区仍时有暴发或流行。

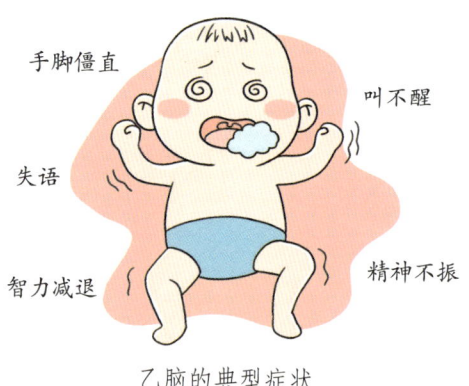

乙脑的典型症状

乙脑主要通过蚊虫叮咬传播，人和许多动物都可以被感染，尤其是猪的感染率高、感染后病毒数量多、持续时间

六 乙脑疫苗

长,因此乙脑通常随病毒在蚊—猪—蚊等动物间循环。人被带毒的蚊虫叮咬后,多数呈隐性感染,只有少数人发病会引起脑炎,发病率一般在2/10万~10/10万。乙脑多发生于夏、秋两季,我国乙脑发病时间主要集中在7—9月,集中发病少,呈高度散发性。人群中普遍易感,患者多为儿童及青少年,近年乙脑有向高龄人群蔓延的趋势,可能是由于高龄人群大多未接种乙脑疫苗,或随时间推移相关抗体水平下降。

目前无针对乙脑病毒的特效治疗药物,接种疫苗是预防乙脑最有效的保护措施。乙脑疫苗初次接种后1年的抗体阳性率为83.4%,并保持稳定长达5年。在加强剂量后抗体阳转比例达到96.9%,并且在长达6年的时间内保持大于95%。接种疫苗可以有效降低乙脑病毒的感染率,但是因为个体之间的差异、病毒的变异等情况的存在,保护率也不是100%的,所以在疫苗接种的基础之上,需要加强防蚊、灭蚊等措施来减少乙脑的传播。

(二) 疫苗基本情况

【疫苗名称】

我国目前预防乙脑的疫苗包括乙型脑炎减毒活疫苗(Japanese encephalitis attenuated live vaccine,JE-L)、乙型脑炎灭活疫苗(inactivated Japanese polysaccharide vaccine,JE-I)。

【疫苗种类】

乙脑疫苗分为减毒活疫苗和灭活疫苗两种。

【适用年龄】

乙脑疫苗的常规接种对象为8月龄以上儿童及由非疫区进入疫区的儿童和成人。

【接种程序】

减毒活疫苗:共接种2剂次。8月龄、2周岁各接种1剂次。

灭活疫苗:共接种4剂次。8月龄接种2剂次,间隔7～10天;2周岁和6周岁各接种1剂次。

【接种部位和接种途径】

减毒活疫苗:上臂外侧三角肌下缘,皮下注射。

灭活疫苗:上臂外侧三角肌下缘,肌内注射。

【补种原则】

减毒活疫苗:未接种足够剂次乙脑疫苗的适龄儿童,如果使用减毒活疫苗进行补种,应补齐2剂次,接种间隔不少于12个月。

灭活疫苗:未接种足够剂次乙脑疫苗的适龄儿童,如果使用灭活疫苗进行补种,应补齐4剂次,第1剂与第2剂接种间隔为7～10天,第2剂与第3剂接种间隔为1～12个月,第3剂与第4剂接种间隔不少于3年。

【禁忌证】

(1)已知对该疫苗所含的任何成分及辅料过敏者。

六 乙脑疫苗

（2）患急性疾病、严重慢性疾病、慢性疾病急性发作期和发热者。

（3）妊娠期女性。

（4）患脑病、未控制的癫痫和其他进行性神经系统疾病者。

（5）免疫缺陷、免疫功能低下或正在接受免疫抑制治疗为减毒活疫苗接种禁忌证，这类人群可以选择乙脑灭活疫苗进行接种。

【不良反应】

乙脑疫苗接种后不良反应一般较少，偶有发热、注射部位疼痛、皮疹等，通常不需特殊处理，如症状较重，必要时可对症治疗。

【注意事项】

青海、新疆和西藏地区无乙脑疫苗免疫史的居民迁居其他省份或在乙脑流行季节前往其他省份旅行时，建议接种1剂次乙脑减毒活疫苗。注射免疫球蛋白的人群应间隔不少于3个月接种乙脑减毒活疫苗，间隔不少于1个月接种乙脑灭活疫苗。

（三）案例

暑假来临，在城里务工的父母将5岁大的儿子乐乐送回了农村的爷爷家里。

这几年随着国家精准扶贫政策的实施，爷爷家靠着饲养的十几头土黑猪，奔向了小康生活。如今天气逐渐变热，爷爷家的猪圈蚊虫也慢慢滋生，猪圈里更是臭气熏天，即便这样爷爷还得一日3次给猪喂食，打扫猪圈卫生。每日乐乐都要闹着跟爷爷在一起，爷爷也是没办法，就带着乐乐去村东头转转，去村西头逛逛，喂猪时乐乐就在旁边玩耍，乐此不疲。

一日爷爷突发高热，一度达到40℃且体温持续不退，伴有精神萎靡、嗜睡等表现，随即送往县医院。经过医生诊断，爷爷得了乙型脑炎！好在治疗及时，一个星期后爷爷痊愈出院了。

但是，经常跟爷爷一同喂猪的乐乐却没有任何不舒服。原来，乐乐在2岁前完成了乙脑疫苗免疫接种，产生了足够的免疫力，所以未发病。因此，请一定记得及时给家人接种乙脑疫苗！

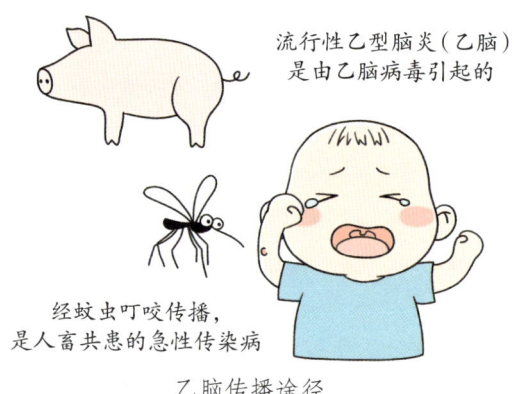

乙脑传播途径

六 乙脑疫苗

（四）疫苗相关问题

问 注射免疫球蛋白者可以接种乙脑减毒活疫苗或灭活疫苗吗？

答 注射免疫球蛋白者应间隔3个月以上接种乙脑减毒活疫苗，间隔1个月以上接种乙脑灭活疫苗，以免影响免疫效果。

问 妊娠期女性可以接种乙脑减毒活疫苗或灭活疫苗吗？

答 均不可以。

问 乙脑病毒是通过什么途径传播的？

答 乙脑病毒主要通过蚊虫叮咬而传播，传播的蚊种有库蚊、伊蚊和按蚊等，以三带喙库蚊为主要传播媒介。蚊虫感染乙脑病毒后并不发病，但会终身携带，成为乙脑病毒长期储存宿主，受感染的蚊虫叮咬人后可致人感染。

问 什么年龄的人群较易感染乙脑病毒？

答 人群普遍易感乙脑病毒，多数为隐性感染（即不出现明显症状），显性与隐性感染之比约为1∶300，感染后可获得较持久的免疫力。发病的主要是10岁以下儿童，以2~6岁组的发病率最高。大多成人因隐性感染而获得免疫力，婴儿可从母体获得抗体而具有保护作用。近年来，由于儿童和青少年广泛接种疫苗，成人和老年人的发病率相对增加。

问 乙脑减毒活疫苗的保护性怎么样？

答 乙脑减毒活疫苗经注射1剂次后中和抗体阳转率为80％以上，次年加强注射1剂次，阳转率为90％～100％。

问 接种乙脑灭活疫苗后有什么反应？

答 大多数人在接种乙脑疫苗后均无反应，多年来的实践证明其接种反应是很少的，仅个别儿童接种后24小时在注射局部出现红晕、疼痛和发热，必要时对症处理即可。

问 患过乙脑的儿童，还要不要接种乙脑疫苗？

答 患过乙脑的儿童不需要再接种乙脑疫苗了，因为乙脑病毒只有1个血清型。曾患过乙脑的人恢复健康后，体内已有很强的免疫力，且保持终生，不会再得乙脑。因此也就没有必要再接种乙脑疫苗。

问 未完成乙脑灭活疫苗全程4剂次的接种，儿童搬迁至外地，只有乙脑减毒活疫苗，应如何接种后续针次？

答 应尽量使用同品种疫苗完成全程免疫。如无法获取同品种疫苗，仅接种过1剂次乙脑灭活疫苗，则须再接种2剂次乙脑减毒活疫苗才算完成全程接种；如已接种过2～3剂次乙脑灭活疫苗，则须再接种1剂次乙脑减毒活疫

六 乙脑疫苗

苗即算完成全程接种。

（五）温馨提示

（1）按时接种乙脑疫苗。

（2）防蚊灭蚊，防止蚊虫叮咬。

（3）尽量避免去猪的活动范围。

（4）加强体育锻炼，增强体质，提高自身抵御疾病的能力。

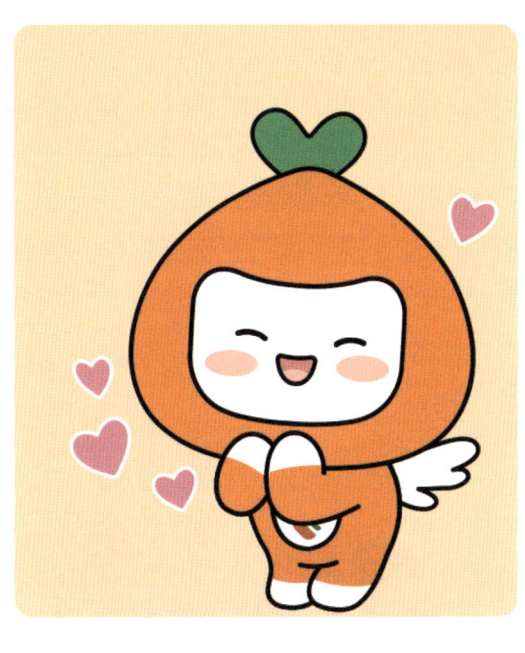

七 流脑疫苗

(一) 流行性脑脊髓膜炎

流行性脑脊髓膜炎（以下简称"流脑"）是一种由脑膜炎奈瑟菌或称脑膜炎球菌感染引起的急性化脓性脑脊髓膜炎症。流脑全年皆可发病，多发于冬、春两季，2—4月为高峰期。患者主要为15岁以下的儿童，特别是6个月至2岁婴幼儿发病率高，且年龄越小，发病率越高。主要临床症状表现为突然发热、剧烈头痛、呕吐，皮肤黏膜瘀点、瘀斑及颈项强直等脑膜刺激征，婴幼儿可见前囟隆起。流脑潜伏期为2～10天，一般为3～4天，主要通过咳嗽、打喷嚏产生的飞沫传播，在拥挤环境、通风不良时容易传染。2岁以下的婴幼儿还可通过密切接触，如亲吻、同睡和喂奶等方式被传染。

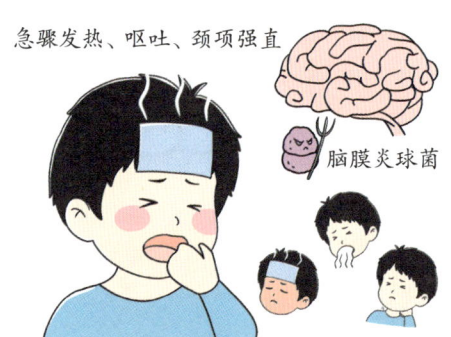

流脑的主要症状

流脑为全球流行疾病，据WHO报告，在2022年的第1～26周，有20个国家共报告了11555例脑膜炎疑似病例，其中死亡629例。我国也曾发生过数次流脑全国性大流行，1967年记载的流脑发患者数超过304万，死亡人数超过

七 流脑疫苗

16万。该病传染性较强，且发病急、进展快，病死率和致残率较高，一些重症患者可留有后遗症，如智力障碍、听力损伤和失明等，严重危害儿童健康，特别是暴发型病例病势凶险，如不及时诊治，可于24小时内危及生命。

目前，接种流脑疫苗是预防流脑最经济和最有效的措施。在流脑疫苗广泛应用前，我国曾是流脑高发国家，自1982年卫生部制定并实施以普遍接种A群脑膜炎球菌多糖疫苗的综合防治措施以来，我国流脑发病率呈逐年下降趋势，2016—2020年，每年报告病例数在55～118例，处于历史最低水平，防控效果明显。

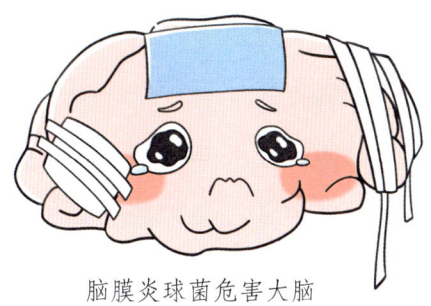

脑膜炎球菌危害大脑

（二）疫苗基本情况

【疫苗名称】

我国目前预防流脑的疫苗有A群脑膜炎球菌多糖疫苗（group A meningococcal polysaccharide vaccine，MPV-A）、A群C群脑膜炎球菌多糖疫苗（group A and C meningococcal polysaccharide vaccine，MPV-AC）、ACYW135群脑膜炎球菌多糖疫苗（group ACYW135 meningococcal polysaccharide vaccine，MPV-ACYW135）、

A群C群脑膜炎球菌多糖结合疫苗（group A and C meningococcal polysaccharide conjugate vaccine，MPCV-AC）、ACYW135群脑膜炎球菌多糖结合疫苗（group ACYW135 meningococcal polysaccharide conjugate vaccine，MPCV-ACYW135）、AC群脑膜炎球菌（结合）b型流感嗜血杆菌（结合）联合疫苗（group A and C meningococcal polysaccharide conjugate and haemophilus type conjugate combined vaccine，MPCV-AC、Hib）。

【疫苗种类】

目前我国使用的脑膜炎球菌疫苗种类较多，均为灭活疫苗，严格来说属于成分疫苗，含有脑膜炎奈瑟菌的荚膜多糖抗原。

【适用年龄和接种程序】

由于流脑疫苗的种类较多，每种疫苗的适用年龄和接种程序都不相同（表1）。

表1　不同流脑疫苗的适用年龄和接种程序

疫苗名称	适用年龄	接种程序
A群脑膜炎球菌多糖疫苗（免疫规划）	6月龄至15周岁	6月龄、9月龄各接种1剂次（国家免疫规划程序）
A群C群脑膜炎球菌多糖疫苗（免疫规划）	2周岁以上	3周岁、6周岁各接种1剂次（国家免疫规划程序）

七 流脑疫苗

续表

疫苗名称	适用年龄	接种程序
ACYW135群脑膜炎球菌多糖疫苗（非免疫规划）	适用于2周岁及以上人群，推荐前往高风险地区旅游、存在职业暴露风险等人群接种	3周岁、6周岁各接种1剂次
A群C群脑膜炎球菌多糖结合疫苗（非免疫规划）	无锡罗益：6月龄至15周岁 玉溪沃森：3月龄至5周岁儿童 智飞绿竹：3月龄以上的婴幼儿和儿童	无锡罗益：6月龄至2周岁，接种2剂次，间隔1个月；2~15周岁，接种1剂次。 玉溪沃森：3~24月龄，接种3剂次，间隔1个月；2~5周岁，接种1剂次。 智飞绿竹：3~12月龄，接种3剂次；12~24月龄，接种2剂次；每剂次间隔4周以上
ACYW135群脑膜炎球菌多糖结合疫苗（非免疫规划）	适用于3月龄至3周岁儿童	不同年龄需接种的剂次不同。 （1）起始针在3~5月龄，儿童共需接种4剂次，基础免疫接种3剂次，每剂次至少间隔1个月，在12月龄加强1剂次； （2）起始针在6~23月龄，儿童需接种2剂次，每剂次间隔1~3个月； （3）起始针在2~3周岁，儿童仅需接种1剂次
AC群脑膜炎球菌（结合）b型流感嗜血杆菌（结合）联合疫苗（非免疫规划）	2~71月龄儿童	接种1~3剂次，不同年龄需接种的剂次不同，各剂次至少间隔4周。 2~5月龄接种3剂次；6~11月龄接种2剂次；12~71月龄接种1剂次

【接种部位和接种途径】

目前国内上市使用的脑膜炎球菌多糖疫苗为上臂外侧三角肌皮下接种，脑膜炎球菌多糖结合疫苗为上臂外侧三角肌肌内接种，婴儿可在大腿前外侧区肌内注射。

【补种原则】

小于2周岁的儿童需补足2剂次A群脑膜炎球菌多糖疫苗，间隔3个月以上，可以用脑膜炎球菌结合疫苗替代，按各厂家程序完成全程免疫即可；如2周岁及以上儿童初次接种流脑疫苗，不再补种或接种A群脑膜炎球菌多糖疫苗，可在3周岁前尽早接种A群C群脑膜炎球菌多糖疫苗，共需接种2剂次，间隔3年；如2周岁及以上儿童仅接种过1剂次A群脑膜炎球菌多糖疫苗，应尽早接种A群C群脑膜炎球菌多糖疫苗，与前一剂次A群脑膜炎球菌多糖疫苗间隔不少于3个月；如3周岁以上接种的含A群和C群流脑成分的疫苗（如流脑结合疫苗），可以替代流脑A群C群脑膜炎球菌多糖疫苗。

【禁忌证】

（1）对疫苗所含任何成分过敏者，既往接种同种疫苗发生过敏反应者。

（2）患急性疾病、严重慢性疾病、慢性疾病急性发作期和发热者。

（3）患脑病、未控制的癫痫或其他进行性神经系统疾病者。

（4）其他特殊情况参照疫苗说明书。

七 流脑疫苗

【常见不良反应】

流行性脑膜炎球菌疫苗属于成分疫苗,接种后不良反应一般较少,偶有发热、接种部位疼痛、红肿硬结、烦躁(易激惹)、过敏性皮疹等。

【注意事项】

(1)两剂次A群脑膜炎球菌多糖疫苗接种间隔不少于3个月。

(2)第1剂A群C群脑膜炎球菌多糖疫苗与第2剂A群脑膜炎球菌多糖疫苗接种间隔不少于12个月。

(3)两剂次A群C群脑膜炎球菌多糖疫苗接种间隔不少于3年,3年内避免重复接种。

(4)当针对流脑疫情开展应急接种时,应根据引起疫情的菌群和流行病学特征,选择相应种类流脑疫苗。

(5)对于小于2周岁儿童,如已按流脑结合疫苗说明书接种了规定的剂次,可视为完成A群脑膜炎球菌多糖疫苗接种。

(6)如儿童3周岁和6周岁时已接种含A群和C群流脑疫苗成分的疫苗,可视为完成相应剂次的A群C群脑膜炎球菌多糖疫苗。

(7)国家免疫规划中前两剂流脑疫苗使用的是A群脑膜炎球菌多糖疫苗,如需用流脑结合疫苗替代,建议使用同一品牌的结合疫苗进行全程替代,前两剂流脑多糖疫苗和结合疫苗不建议交替使用。无论流脑的基础免疫使用的是多糖疫苗还是多糖结合疫苗,3周岁、6周岁都可以使用多糖疫苗,其中3周岁的A群C群脑膜炎球菌多糖疫苗可以使用结合疫苗进行替代。

【联合疫苗】

AC群脑膜炎球菌（结合）b型流感嗜血杆菌（结合）联合疫苗含有A群C群脑膜炎球菌多糖结合疫苗的成分，可用于替代多糖疫苗或结合疫苗的程序。

（三） 案例

这晚，4岁的小南突然发起了高热，家长给小南服用了退热药，发现服药后孩子的病情不但没有好转还有加重的迹象，家长马上将小南送往附近医院的急诊科。这时，小南已高热到40℃，下肢有几处瘀斑，医生从血常规检查结果判断应该是感染了细菌，因当时小南并没有出现典型的流脑症状，所以将小南以"血小板紫癜症状"收入血液科病房。

流脑的病情进展非常快，在第二天查房时，医生发现小南皮肤上瘀斑、瘀点特别多，接着，小南出现了意识障碍，血压很低，处于休克状态，医生马上采取了紧急抢救措施。流脑早期诊断困难，特别是婴幼儿的临床表现极不典型，暴发型流脑发展迅速，这两者都容易误诊为其他疾病而延误治疗。小南非常幸运，经过抢救以后，恢复了健康。如果当时抢救稍微晚一点，出现并发症、后遗症，死亡的可能性是非常大的。在后来的问诊中，医生了解到小南曾接种过A群脑膜炎球菌多糖疫苗，没有接种其他的流脑疫苗，这意味着

七 流脑疫苗

对于其他菌群的脑膜炎，小南仍然没有抵抗能力。

流脑虽然凶险，但可防可控。接种疫苗是有效的预防措施，目前我国免费的流脑疫苗有A群脑膜炎球菌多糖疫苗和A群C群脑膜炎球菌多糖疫苗。A群脑膜炎球菌多糖疫苗共接种2剂次，6月龄、9月龄各接种1剂次，该疫苗可预防A群流脑；A群C群脑膜炎球菌多糖疫苗共接种2剂次，3周岁、6周岁各接种1剂次，该疫苗可预防A群流脑、C群流脑。其他自费的流脑疫苗有ACYW135群脑膜炎球菌多糖疫苗、A群C群脑膜炎球菌多糖结合疫苗、ACYW135群脑膜炎球菌多糖结合疫苗、AC群脑膜炎球菌(结合)b型流感嗜血杆菌(结合)联合疫苗。适龄儿童可知情、自愿接种。

流脑与感冒初期症状十分相似，所以很多人误以为患了感冒而错过了尽早治疗的机会。各位家长千万要提高警惕，一旦孩子出现发热、随后头痛、继之出现喷射状呕吐等流脑可疑症状，应尽早看医生哦！

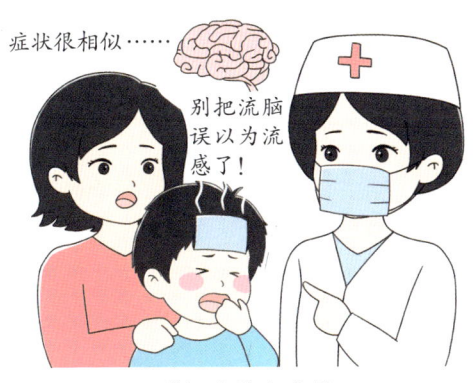

别把流脑当感冒

（四）疫苗相关问题

问 脑膜炎球菌多糖疫苗和结合疫苗的区别是什么？

答 脑膜炎球菌多糖疫苗是基于相应的脑膜炎球菌血清群提纯的荚膜多糖抗原制成。结合疫苗是相应的脑膜炎球菌血清群提纯的荚膜多糖抗原与蛋白载体（破伤风类毒素、白喉类毒素等）结合制成。

2周岁以下婴幼儿对多糖疫苗的免疫应答较弱，只产生短暂的免疫反应。结合疫苗对2周岁以下婴幼儿能诱导产生较好的免疫应答，并产生免疫记忆，增强疫苗的免疫作用。

问 不同厂家的流脑结合疫苗可以交叉接种吗？

答 同类疫苗不同厂家推荐的免疫程序不完全一致，建议按照疫苗说明书用同一种类疫苗完成全程的免疫。

问 超过2周岁的儿童还要接种A群脑膜炎球菌多糖疫苗吗？

答 2周岁以下的儿童需补齐2剂次A群脑膜炎球菌多糖疫苗。2周岁及以上的儿童不再接种或补种A群脑膜炎球菌多糖疫苗，但仍需完成2剂次A群C群流脑多糖疫苗或含A群、C群流脑疫苗成分的疫苗。

问 3周岁和6周岁只能接种脑膜炎球菌多糖疫苗吗？

答 可以接种含A群和C群流脑疫苗成分的疫苗作为

七 流脑疫苗

替代，如结合疫苗。

问 孩子在香港地区接种了四价脑膜炎球菌结合疫苗，为什么还要在3周岁和6周岁时补种流脑疫苗呢？

答 因为不同地区疾病流行强度不同，我国内地为适龄儿童提供免费接种的流脑疫苗为A群脑膜炎球菌多糖疫苗和A群C群脑膜炎球菌多糖疫苗，其他流脑疫苗为受种者自费、自愿接种。根据国家免疫规划程序要求，对于2周岁以下儿童，如果已经按流脑结合疫苗说明书接种了规定的剂次，可替代2剂次A群脑膜炎球菌多糖疫苗；但3周岁和6周岁还是要进行加强免疫，如3周岁以上接种了脑膜炎球菌结合疫苗，也可以替代3周岁的A群C群脑膜炎球菌多糖疫苗。

（五）温馨提示

（1）接种疫苗是最有效的预防手段，应按时接种流脑疫苗。

（2）坚持锻炼身体，合理膳食，多吃新鲜水果和蔬菜。

（3）养成良好的个人卫生和生活习惯，搞好环境卫生，保持室内通风。

（4）疾病流行期间，应避免大型活动，外出应戴口罩。

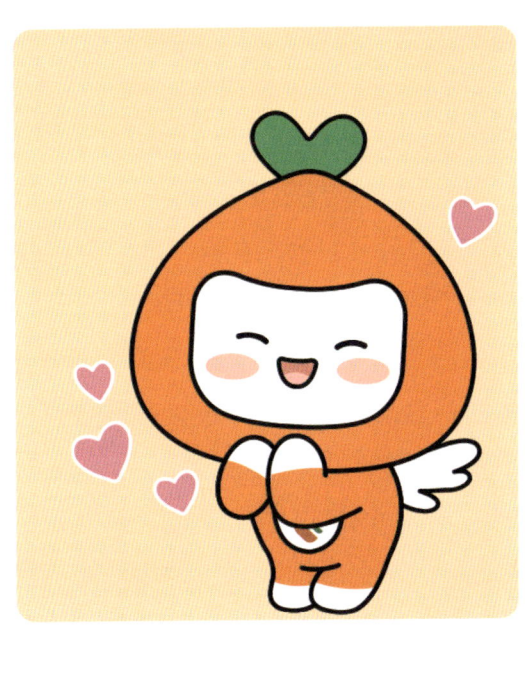

八 甲肝疫苗

（一）甲型病毒性肝炎

甲型病毒性肝炎简称甲肝，是由甲型肝炎病毒（hepatitis A virus, HAV）引起的一种急性消化道传染病，发病率高，儿童较易感。典型患者有发热畏寒、厌食、乏力、恶心、呕吐、关节酸痛、右上腹不适等症状，部分患者伴黄疸如眼睛巩膜、皮肤和尿发黄等，主要体征有肝区疼痛、肝肿大。

甲肝主要通过粪-口途径传播。最常见的传播途径有经食物传播，如食用蛤类、牡蛎等贝类水产品；经水传播，尤其在粪便和水源管理较差的地方；日常生活接触传播，主要通过污染的手、食品和物品等，直接或间接经口传入。

甲肝具有高度传染性，可呈暴发流行，据WHO报告，2019年，全球约有1.59亿例急性甲型肝炎病毒感染，其中有3.9万人死亡。我国上海曾发生了一场严重的甲肝暴发事件，因食用携带甲肝病毒的毛蚶，导致近30万人发病，影响重大。

甲肝病程较长，但预后较良好，一般不会发展为慢性肝炎，但也有少部分患者可能发生严重肝损害，导致肝衰竭，最终死亡。

目前，甲肝无特异性治疗方法，接种甲肝疫苗是预防甲肝最经济、最安全、最有效的办法。接种后8周左右便可产生很高的抗体，抗体阳性率为98%～100%，具有良好的免疫持久性，免疫力一般可持续5～10年。根据《中国卫生统计年鉴》数据显示,自我国将甲型肝炎疫苗纳入国家免疫规划后,我国甲型肝炎的发病数从1992年的60万例降至2019年的1.48万例,防控效果明显。接种甲肝疫苗能够最大限度地避免人们感染甲肝,保障身体健康。对于容易被感染的老年人和儿童而言,更应及时接种。

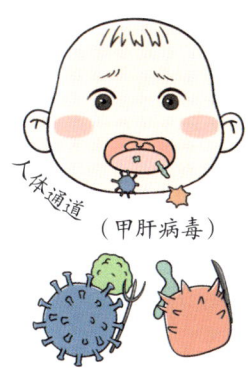

甲型肝炎传播途径

(二) 疫苗基本情况

【疫苗名称】

甲型肝炎疫苗(hepatitis A vaccine,HAV),简称甲肝疫苗。

【疫苗种类】

目前甲肝疫苗有灭活疫苗(自费)和减毒活疫苗(免费)两种。

【适用年龄】

(1)甲肝灭活疫苗接种对象为12月龄以上人群。

（2）甲肝减毒活疫苗接种对象为18月龄以上人群。

【接种程序】

（1）甲肝灭活疫苗需接种2剂次，常规于12～18月龄接种第1剂，间隔6个月接种第2剂。

（2）甲肝减毒活疫苗只需接种1剂次，常规于18月龄接种。

【接种部位和接种途径】

（1）甲肝灭活疫苗接种部位为上臂外侧三角肌，接种途径为肌内注射。

（2）甲肝减毒活疫苗接种部位为上臂外侧三角肌下缘，接种途径为皮下注射。

【补种原则】

（1）如从未接种过甲肝疫苗，可补种1剂次甲肝减毒活疫苗或补种2剂次甲肝灭活疫苗，需间隔6个月及以上。

（2）如已接种过1剂次甲肝灭活疫苗，应补种1剂次甲肝灭活疫苗，无条件时可用甲肝减毒活疫苗补种，均需间隔6个月及以上。

【禁忌证】

（1）已知对甲肝疫苗所含成分过敏者。

（2）患有急性或严重慢性疾病者，处于慢性病急性发作期者，免疫缺陷者，过敏性体质者，患有未控制的癫痫和其他神经系统疾病者。

八 甲肝疫苗

(3)妊娠期妇女不宜接种甲肝疫苗,发热者暂缓接种甲肝疫苗。

【常见不良反应】

接种甲肝疫苗后,少数人接种部位会出现红肿及疼痛,或出现发热、乏力、腹泻、恶心、呕吐、皮疹等症状,一般可在1~3天自行缓解,无需特殊处理。如出现较严重的不良反应,如过敏性休克、过敏性紫癜等,则应尽快到医院就诊。

【注意事项】

(1)注射人免疫球蛋白后应间隔不少于3个月接种甲肝减毒活疫苗。

(2)甲肝减毒活疫苗和其他注射类减毒活疫苗如未同时接种,则应间隔1个月以上接种。

(三) 案例

暑假小苗和父母到沿海城市旅游,一家人玩得很开心。在返回家中准备开学时,小苗突然浑身发冷,体温升高。父母以为是在外游玩时不小心着凉得了普通感冒,就给小苗吃了感冒药。但是,感冒症状不见好转,小苗体温升高到38℃,还出现盗汗、恶心、呕吐、精神差的表现。家人赶紧带着小苗来到医院儿科门诊就诊。

医生检查后,发现小苗的症状并不像感冒,便询问小苗最近有没有吃什么不干净或不熟的食物。经过父母回忆，小苗在暑假旅游期间打卡了一款网红美食——生腌虾。医生根据临床症状和肝功能检查等结果确诊为甲肝。在询问孩子的甲肝疫苗史时，小苗父母说当时只在18月龄的时候接种了1剂次甲肝灭活疫苗，因家庭搬迁的缘故，2周岁时忘记接种第2剂次，一直到现在也没有补打。

儿童免疫力比成年人弱，因此容易感染上疾病，尤其像甲肝这种"舌尖上的病毒"，家长们更应该警惕。甲肝症状因与感冒相似，很多宝爸宝妈并没有引起注意。如果发现小孩原本好动但突然精神变差、常常想睡觉、身体发冷、体温升高、食欲减退、恶心、呕吐、尿液颜色变深像隔夜茶颜色一样，并有不洁饮食史时，家长要引起重视并及时到医院就诊。

预防甲肝，各位宝爸宝妈除了警惕"病从口入"，按时接种甲肝疫苗也非常重要！

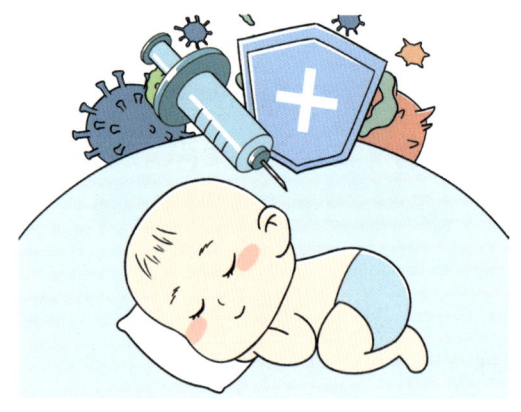

疫苗是宝宝健康的保护伞

八 甲肝疫苗

（四）疫苗相关问题

问 曾经患过甲肝的人还需要再接种甲肝疫苗吗？

答 如果既往患过甲肝，痊愈后能产生足够的保护性抗体，不需要再接种甲肝疫苗。

问 提早接种甲肝疫苗，是否对孩子身体有伤害？

答 要严格按照疫苗免疫程序和起始月龄进行接种，以达到最好的效果。

问 国产甲肝疫苗和进口的甲肝疫苗有什么不一样？应该选择哪种进行接种？

答 两种疫苗的安全性和保护性均已得到证实，家长可以放心，自行选择。

问 是不是接种了甲肝疫苗，就不会再得甲肝了？

答 一般情况下，按照免疫程序接种甲肝疫苗，患甲肝的概率及风险会大大降低，但不能完全排除患甲肝的可能。

问 成人能接种甲肝疫苗吗？

答 可以，甲肝疫苗分儿童和成人两种剂型。成人型甲肝灭活疫苗接种对象为18周岁以上人群，接种2剂次，间隔6个月以上，接种剂量为1.0mL，肌内注射。注射免疫球蛋白者，应间隔1个月以上方可接种甲肝灭活疫苗。

问 接种甲肝疫苗之后有什么要注意的吗？

答 接种后应在接种单位停留观察30分钟，无异常后再离开。同时应适当休息，多饮水，避免进行剧烈运动。

（五）温馨提示

（1）按照接种程序接种甲肝疫苗，提高自身免疫力。

（2）注意饮水卫生，不饮用生水。

（3）注意饮食卫生，尽量避免生食，生吃瓜果蔬菜等应清洗干净，海鲜肉类应烹熟后食用。

（4）倡导使用公勺公筷，注意餐具消毒。

（5）搞好环境和个人卫生，消灭苍蝇等传播疾病的动物。

（6）与甲肝患者接触时，注意不要共用餐具、饮具和生活用品。

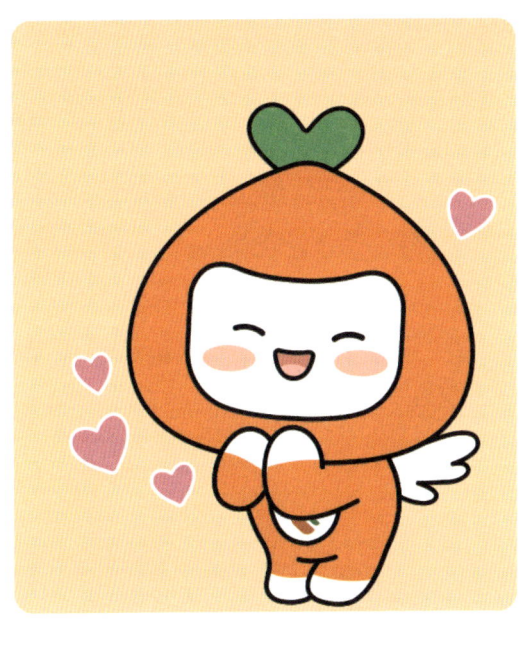

九 流感疫苗

(一) 流行性感冒

流行性感冒（以下简称"流感"）是一种由流感病毒引起的、具有高度传染性的急性呼吸道传染病，每年都会在全球范围内引起季节性疫情，并能引发不可预测的大流行，具有较高的发病率。每年季节性流行性感冒在全球会导致300万～500万重症病例，29万～65万人死亡，对人类健康构成了巨大的威胁。在我国，根据国家流感样疾病监测哨点医院的数据估计，每年有340万病例因流感样疾病就诊，平均每年约有8.81万例流感相关呼吸系统疾病导致死亡。

流感为我国法定丙类传染病，感染后常见发热、头痛、肌痛、咽喉痛、鼻塞、流涕、干咳和全身不适等症状。

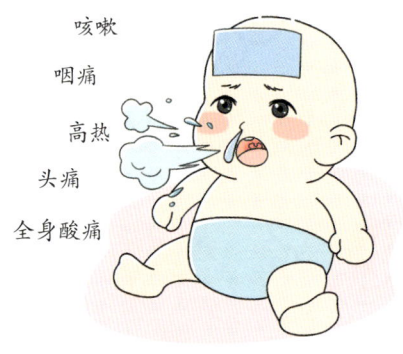

流感的临床表现

流感确诊患者和隐性感染患者是主要传染源，被感染的禽类动物也可能是一种传染源。流感传染性极强，尤其是5岁以下的儿童、65岁及以上的老年人、伴有基础疾病者、

九 流感疫苗

肥胖者、妊娠及围产期女性等，均是重症高发人群。

48小时内使用抗流感药物疗效确切，但因流感症状缺乏特异性，早期病原学检查有假阴性，容易误诊和漏诊，导致病情加重，合并肺炎、心肌炎，甚至坏死性脑炎等并发症。因此，每年流感流行季节来临前接种疫苗是预防流感最经济实惠的有效手段。

（二）疫苗基本情况

【疫苗名称】

流感疫苗，英文名为influenza vaccine，英文缩写为IV。

【疫苗种类】

目前流感疫苗有灭活疫苗和减毒活疫苗两类，分别为三价灭活流感疫苗、四价灭活流感疫苗以及三价鼻喷流感减毒活疫苗。

【适用年龄】

三价灭活流感疫苗和四价灭活流感疫苗肌注剂型适用于6月龄以上人群，三价鼻喷流感减毒活疫苗适用于3～17周岁人群。

【接种程序】

根据《中国流感疫苗预防接种技术指南（2022—2023）》，6月龄～8周岁儿童首次接种流感疫苗的应接种2剂次，间隔4周及以上；上一年度或以前接种过1剂次或以上流感疫苗的儿童，建议接种1剂次；9岁及以上儿童和成人仅需接种1剂次。

【接种时机】

受种者一般在接种流感疫苗2～4周后才产生具有保护水平的抗体，6～8个月后抗体开始衰减。为保证受种者在流感高发季节前获得免疫保护，最好在当地流感流行季前完成免疫接种。

未完成接种的，整个流行季节都可以接种。同一流感流行季节，已按照接种程序完成全程接种者，无需重复接种。

【接种部位和接种途径】

灭活疫苗：上臂外侧三角肌中部略下处肌内注射；减毒活疫苗：鼻喷吸入。

【禁忌证】

（1）对疫苗中所含任何成分（包括辅料、甲醛、裂解剂及抗生素）过敏者或既往有流感疫苗接种严重过敏史者。

（2）患有急性疾病、严重慢性疾病或慢性疾病急性发作期以及发热者，建议痊愈或者病情稳定控制后接种。

（3）未控制的癫痫或其他进行性神经系统疾病，有吉兰-巴雷综合征病史者。

（4）以下人群禁止接种流感减毒活疫苗：因使用药物、人类免疫缺陷病毒感染等任何原因造成免疫功能低下者，长期使用含阿司匹林或水杨酸成分药物治疗的儿童及青少年，2～4周岁患有哮喘的儿童，孕妇，有吉兰-巴雷综合征

九 流感疫苗

（Guillain-Barre syndrome，GBS）病史者，接种前48小时使用过奥司他韦、扎那米韦等抗病毒药物者，或接种前5天使用过帕拉米韦者，或接种前17天使用过玛巴洛沙韦者。

【常见不良反应】

（1）轻症不良反应一般在接种疫苗后2～24小时内发生，但一般在发生后48小时内消退。大约有7.1%和6.0%的儿童分别在接种三价灭活流感疫苗和四价灭活流感疫苗后出现发热。

（2）常见的不良反应包括注射部位肿胀、瘙痒和疼痛，发热，肌痛，头痛等。

（3）极罕见的不良反应：过敏性皮疹、过敏性紫癜、过敏性休克等。

【注意事项】

（1）上一次接种流感疫苗后6周内出现吉兰-巴雷综合征虽然不是禁忌证，但应该特别注意。

（2）《中华人民共和国药典》（2020版）未将鸡蛋过敏者作为接种禁忌。目前大多数流感疫苗是通过鸡胚培养流感病毒制备的，该药典规定流感全病毒灭活疫苗中卵清蛋白含量应不高于250 ng/剂，裂解疫苗中卵清蛋白含量应不高于200 ng/mL，暂无减毒活疫苗说明。我国常用的流感疫苗中的卵蛋白含量测量显示含量最高不超过140 ng/mL。国外学者研究表明，鸡蛋过敏者接种流感疫苗不会发生严重过敏反应。美国疾控中心免疫实践咨询委员会自2016年开始建议鸡蛋过敏者可接种流感疫苗。

（3）药物预防不能代替疫苗接种，只能作为没有接种疫苗或接种疫苗后尚未获得免疫能力的重症流感高危人群的紧急临时预防措施。

（4）孕妇接种注意事项：①WHO将孕妇列为第一优先接种人群。②国外对孕妇在孕期任何阶段接种流感疫苗的安全性证据充分，同时接种疫苗对预防孕妇罹患流感及通过胎传抗体保护6月龄以内婴儿的效果明确。③孕妇或准备在流感季节怀孕的女性在妊娠的任何阶段均可接种流感灭活疫苗。④由于流感减毒活疫苗含有活性病毒，孕妇不适合接种。

（三）案例

妈妈带着乐宝匆匆来到儿科钟医生的诊室，焦急地问道："乐宝昨天接种了流感疫苗，今天上幼儿园的时候园医就发现宝宝发热了，是疫苗有问题吗？"

钟医生安抚道："孩子妈妈不着急，我来给乐宝看看。"

检查发现乐宝是高热，口腔有很多疱疹，血常规提示未见异常，原来是口腔疱疹惹的祸，差点就错怪流感疫苗了。孩子经过几天休息和对症处理，很快退热了。

第二年妈妈带着乐宝匆匆来到儿科钟医生的诊室，焦急地问道："乐宝又是昨天接种了流感疫苗，今天上幼儿园的时候发热了，是疫苗的问题吗？"

九 流感疫苗

钟医生通过检查发现乐宝只是低热,一般情况好,疫苗注射部位有硬结,血常规提示未见异常,有可能是流感疫苗的副作用,建议孩子休息和对症处理,很快就退热了。

这个例子告诉我们,接种疫苗后的发热,可能与疫苗有关,也可能是其他因素,如果临床表现严重,可到社康或医院就诊做进一步鉴别,不用过分担忧也不要自行处理。

(四) 疫苗相关问题

问 请问流感疫苗能预防新冠病毒感染吗?

答 流感疫苗只能用于预防流感病毒感染,对新冠病毒无效。

问 流感疫苗每年都要打吗?

答 流感病毒容易产生变异,每年导致流感流行的病毒毒株均有变化,建议每年接种当季流感疫苗预防感染。

问 我的孩子已经10岁了,流感疫苗可以不打吗?

答 社会人群对流感普遍易感,尤其是老人、小孩、孕妇等人群更容易出现重症,所以老人、小孩、孕妇等人群是流感疫苗接种的重点人群。

问 鼻喷流感减毒活疫苗和三价、四价灭活流感疫苗有什么区别?

答 不同的流感疫苗的适用年龄和接种方式也有所差别,具体见表2。

表2 流感疫苗的适用年龄和接种程序

流感疫苗	适用年龄	接种方式	预防效果
四价灭活流感疫苗	6月龄以上	肌内注射	可预防H1N1、H3N2、BV、BY型流感病毒
三价灭活流感疫苗			可预防H1N1、H3N2和BV型流感病毒
三价鼻喷流感减毒活疫苗	3~17周岁	鼻喷	

问 可以同时接种流感疫苗和13价肺炎疫苗吗?

答 现有证据未显示两种疫苗同时接种会增加不良反应或产生抗体干扰,建议可同时接种季节性流感灭活疫苗和13价肺炎疫苗(对于流感减毒活疫苗和其他疫苗的同时接种未做推荐);灭活流感疫苗与其他灭活疫苗及减毒活疫苗可同时接种,需接种在不同部位,如未同时接种,接种间隔不做限制;但三价鼻喷流感减毒活疫苗接种后,与其他减毒活疫苗的接种间隔必须在4周及以上。

问 现在已经3月份了,听说还有很多流感患者,马上去打疫苗还有用吗?

答 为保证受种者在流感高发季节前获得免疫保护,疫苗接种最好在当地流感流行季前完成免疫接种,整个流行季节都可以接种,受种者一般在接种流感疫苗2~4周后才产生具有保护水平的抗体,6~8个月后抗体开始衰减。

九 流感疫苗

问 流感病愈后,还需接种流感疫苗吗?

答 流感感染后机体会对相应流感病毒产生一定的抗体,但是对其他类型流感病毒没有交叉免疫力,因此,仍建议在病愈后接种流感疫苗。

问 宝宝有一点咳嗽和拉肚子,可以去接种流感疫苗吗?

答 患有急性疾病、严重慢性疾病或慢性疾病急性发作期以及发热者,建议痊愈或者病情控制稳定后接种。

问 为什么打了流感疫苗还会得流感?

答 流感病毒容易变异,用某型流感病毒制作的流感疫苗未必能跟上流感病毒变异速度,所以流感疫苗保护率不是100%;况且接种流感疫苗后2~4周才能产生抗体,在抗体浓度到达有效范围之前这段窗口期仍有感染流感风险;其他病毒感染亦能引起类似流感症状,使得患者误以为流感疫苗不起效。

问 孕妇能打流感疫苗吗?

答 《中国流感疫苗预防接种技术指南(2022—2023)》建议孕妇可在妊娠任何阶段接种灭活流感疫苗,不建议孕妇接种三价鼻喷流感减毒活疫苗,接种流感疫苗对预防孕妇罹患流感及通过胎传抗体保护6月龄以内婴儿的效果明确。因此,妊娠期接种流感疫苗对母婴均有较好获益,建议接种。

问 孩子接种流感疫苗可以当天去游泳吗?什么时候可以去?

答 疫苗接种一般选择为上臂三角肌肌内注射,针口小,恢复快,或鼻喷吸入,对日常生活不会有影响,但是剧烈活动容易出汗或者疲劳导致抵抗力下降,建议接种疫苗当天暂时不进行剧烈活动。

问 打了流感疫苗能吃奥司他韦吗?

答 流感疫苗作用机制是刺激机体产生针对流感病毒的抗体,属于体液免疫范畴(内源性抗流感病毒)。奥司他韦是选择性的流感病毒神经氨酸酶抑制剂,通过抑制病毒从被感染的细胞中释放,从而减少了甲型流感病毒或乙型流感病毒的播散(外源性抗流感病毒)。应用磷酸奥司他韦并不会影响流感灭活疫苗的抗体反应,但磷酸奥司他韦等抗病毒药物会影响流感减毒活疫苗的效果,因此建议接种流感减毒活疫苗前后不要服用抗病毒药物。

问 接种流感疫苗会出现什么不良反应?如何处理?

答 接种流感疫苗12～24小时,少数宝宝注射部位出现红肿、疼痛、瘙痒等反应,偶见硬结、皮疹。一般很快消失,不影响正常活动;宝宝可能会出现一过性肌肉痛、关节痛、头痛、头晕、出汗、不适、乏力、发热、呕吐、咳嗽、

九 流感疫苗

腹泻和寒战等全身反应，一般无须治疗，1～2天后可自行缓解。密切观察宝宝病情变化，必要时就诊。

（五）温馨提示

每年接种流感疫苗是预防流感的有效手段，可以显著降低接种者罹患流感和发生严重并发症的风险。

神经氨酸酶抑制剂奥司他韦、扎那米韦、帕拉米韦等和聚合酶抑制剂玛巴洛沙韦等是甲型流感和乙型流感的有效治疗药物，早期尤其是发病48小时之内应用抗流感病毒药物能显著降低流感重症和死亡的发生率。抗病毒药物应在医生的指导下使用。

采取日常防护措施也可以有效减少流感的感染和传播，包括以下6点：

（1）保持良好的呼吸道卫生习惯，咳嗽或打喷嚏时，用纸巾、毛巾等遮住口鼻。

（2）勤洗手，尽量避免触摸眼睛、鼻或口。

（3）均衡饮食，适量运动，充足休息等。

（4）避免近距离接触流感样症状患者。

（5）流感流行季节，尽量少去人群聚集场所。一旦出现流感样症状，应居家休息，进行健康观察，不带病上班、上学，接触家庭成员时戴口罩，减少疾病传播。

（6）如发现病情进行性加重，则应尽快去医院就诊，患者及陪护人员要戴口罩，避免交叉感染。

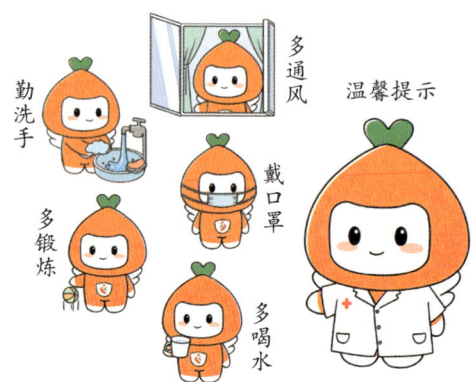

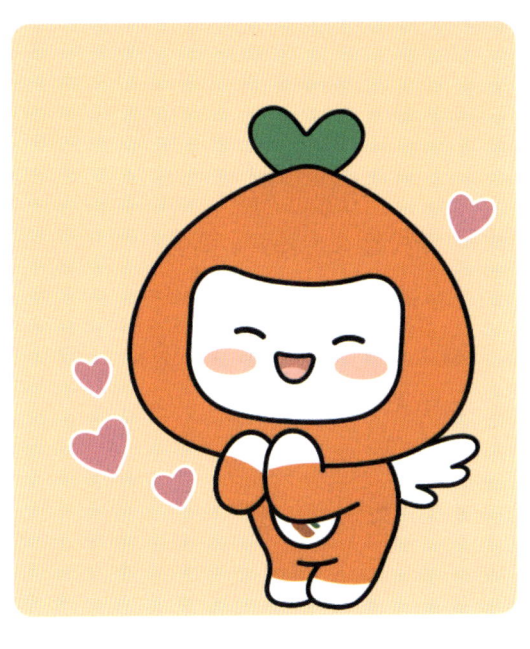

 水痘疫苗

（一）水痘

水痘-带状疱疹病毒属于疱疹病毒科，双链DNA病毒，感染后可引起水痘和带状疱疹两种疾病，全球感染率大于90%。原发性水痘-带状疱疹病毒感染表现为水痘，多见于儿童，典型表现为耳后蔓延至躯干的向心性水疱样多形性皮疹，可伴高热。水痘有自限性，一般无须特殊治疗，部分可并发肺炎、脑炎。水痘痊愈后水痘-带状疱疹病毒能在宿主的感觉神经节长期潜伏，当宿主细胞免疫力下降时被再次激活，表现为带状疱疹。一项全球疾病负担研究估计，2019年全球水痘-带状疱疹病毒感染新发病例为8396万例，较1990年上升17.85%。

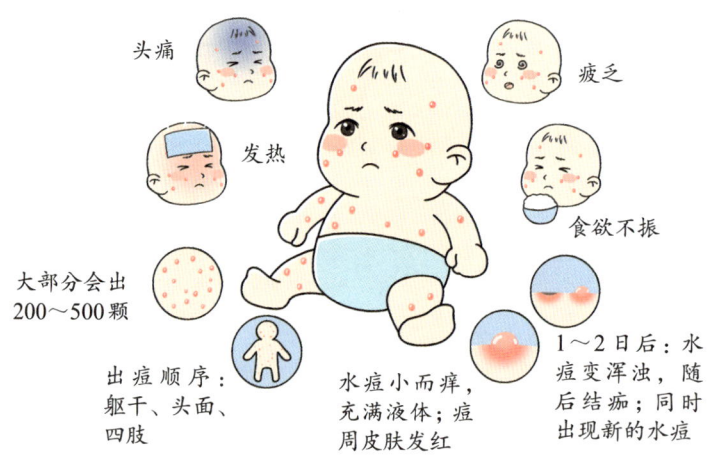

水痘-带状疱疹病毒感染症状

我国部分地区将水痘纳入地方重点监测疾病，按照国家法定丙类传染病进行报告和管理。

水痘是一种高传染性疾病，可经空气和接触传播，易感家庭接触者的继发感染率在61%以上。

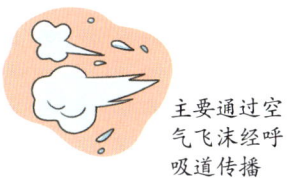
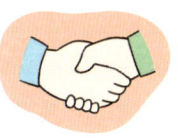

主要通过空气飞沫经呼吸道传播

也可经接触疱疹液而感染

水痘传染途径

接种水痘疫苗是预防水痘的首要方法，可以显著降低接种者罹患水痘和发生严重并发症的风险。一项全球的Meta分析显示，接种1剂次水痘疫苗对不同程度水痘的有效性为81%，对中重度水痘的有效性为98%。

（二）疫苗基本情况

【疫苗名称】

预防水痘疫苗的通用名称是水痘减毒活疫苗（varicella attenuated live vaccine）。

【疫苗种类】

目前国内外上市的水痘疫苗都是减毒活疫苗，有单价水痘疫苗和水痘联合疫苗两种，现阶段国内暂无水痘联合疫苗。

【接种对象】

水痘疫苗接种对象主要为1周岁及以上水痘易感者。推荐未感染过水痘的适龄儿童和有高度暴露或传播风险人群、与高危重症患者密切接触者、未怀孕的育龄女性（育龄女性接种该疫苗后3个月内避免怀孕）接种。

【接种程序】

依据广东省非免疫规划疫苗接种方案，该疫苗需接种2剂次。儿童：12～24月龄接种第1剂，4～6周岁接种第2剂，我国部分地区水痘疫苗接种方案为12月龄以上儿童接种1剂次。成人：部分水痘疫苗可用于成人接种，接种2剂次，2剂次间隔时间为4～8周。

【接种部位和接种途径】

上臂外侧三角肌下缘附着处皮下注射。

【补种原则】

广东省的补种方案为未完成2剂次者，补齐2剂次（14岁及以下人群，至少间隔3个月；15岁及以上人群，至少间隔4周），我国部分地区仅需接种1剂次。

【禁忌证】

（1）已知对疫苗所含任何成分，包括辅料过敏者。

（2）患急性疾病、严重慢性疾病、慢性疾病急性发作期和发热者。

（3）免疫缺陷、免疫功能低下或正在接受免疫抑制治疗者。

水痘疫苗

(4)妊娠期女性。

(5)疫苗说明书规定的其他禁忌人群。

【常见不良反应】

水痘疫苗常见不良反应为发热、过敏性皮疹、注射部位疼痛等,一般为一过性反应,通常较轻微,必要时可对症治疗。

【注意事项】

接种水痘减毒活疫苗后6周内避免使用水杨酸盐类药物;育龄妇女接种该疫苗后3个月内避免怀孕;使用其他减毒活疫苗与接种该疫苗如未同时接种则应间隔至少1个月;注射免疫球蛋白者应至少间隔3个月以上接种该疫苗,以免影响免疫效果。

【不接种的危害】

水痘是由水痘-带状疱疹病毒引起的传染病,主要以呼吸道飞沫和接触传播为主,人群普遍易感,具有高度传染性,且传染期较长,出疹前5天(一般为1~2天)到所有水疱结痂期间均有传染性,潜伏期最长可达21天,因此水痘常在学校引发聚集性疫情,引起的班级或学校停课时间通常较长,严重影响儿童和青少年的学习。

与儿童相比,成年人初次感染水痘-带状疱疹病毒时有更高的发病率和病死率,成年水痘患者发热时体温更高,持续时间更长,皮疹通常更严重,皮损数量更多,清除病毒所需的时间也更长。水痘的症状、体征和前驱症状通常在成年人中更严重。

接种水痘疫苗对预防控制水痘效果突出，全面推进适龄儿童进行接种，有助于水痘病毒感染的有效控制。

【应急接种】

在发生水痘疫情时，除了隔离和消毒，最有力的控制手段就是及时开展应急免疫接种，及时保护未受感染人群。

【地方政策】

上海、深圳等城市已将水痘疫苗列入地方免疫规划疫苗，为儿童免费接种。其中，深圳市自2019年11月起对适龄儿童提供水痘疫苗免费接种服务。共接种2剂次，满12月龄时免费接种水痘疫苗第1剂次，满4周岁时免费接种水痘疫苗第2剂次。

（三）案例

妈妈满脸焦虑地带着12岁的小可来到儿科钟医生的诊室。焦急的妈妈问道："小可的同桌出水痘，前天确诊的，昨天夜里小可就发热了，今天手上出疹子了，医生，请问这是水痘吗？怎么办，下个月孩子就要毕业考试了，是不是要隔离很久啊？"

钟医生安抚道："孩子妈妈不着急，我先问清病史和检查后再回答你。"

检查发现小可是发热，口腔有疱疹，手脚、屁股以及耳

水痘疫苗

后、胸背都有散在疱疹，血常规提示未见异常，追问病史得知孩子有吮吸手指习惯，没有接种手足口疫苗，只接种过1剂次水痘疫苗。由于自身习惯不好，外加没有进行完全免疫，孩子容易罹患疾病。钟医生只能遗憾地告诉孩子妈妈，孩子被诊断为"手足口病合并水痘"。手足口病隔离期是发病后2周，水痘隔离期是全部疱疹结痂。

"如果孩子吃了药很快好转，没有什么并发症的话，应该还是能赶上毕业考试的。"听到钟医生这样说，孩子妈妈放心很多。

这个小故事告诉我们，接种疫苗会产生保护性抗体，降低疾病风险，家长们不要有侥幸心理。

（四）疫苗相关问题

问 接种水痘疫苗可刺激机体产生抗水痘-带状疱疹病毒的免疫力，除了预防水痘，还可以预防带状疱疹吗？

答 不可以，水痘疫苗仅可预防水痘。人体在初次感染水痘-带状疱疹病毒时可表现为水痘或无症状感染，原发感染后，如果病毒在人体内没有被完全清除，病毒可长期潜伏在人体脊髓后根神经节或颅神经节内，而后当人体出现免疫力低下等情况时，病毒可经再激活而引起带状疱疹，需接种带状疱疹疫苗来预防。

问 患过水痘，还需要再接种水痘疫苗吗？

答 不需要。一般自然感染水痘－带状疱疹病毒后，可以获得水痘终身免疫。

问 家庭中有人正在罹患水痘，其他家人需要应急接种水痘疫苗吗？

答 需要。水痘－带状疱疹病毒传染性极强，当家庭中有水痘患者时，除了做好隔离和消毒措施，未患过水痘者、水痘疫苗免疫史不足2剂次或免疫史不详者，只要没有水痘疫苗接种禁忌，都需要考虑应急接种水痘疫苗。

（五）温馨提示

（1）预防水痘首要方法是接种疫苗。

（2）控制感染源，隔离患儿至皮疹全部结痂为止，对已接触的易感儿，检疫3周。

（3）水痘流行期间不去公共场所。

（4）对免疫功能低下、应用免疫抑制剂者及孕妇而言，在接触水痘患者72小时内肌注水痘－带状疱疹免疫球蛋白或丙种球蛋白，在暴露后8天或9天内开始口服阿昔洛韦，持续用药9天等方法均有预防水痘的效果。

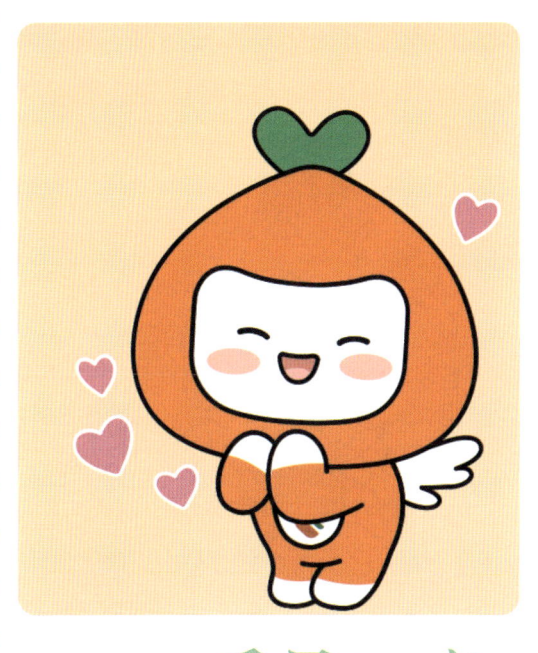

十一　手足口病
　　　疫苗

（一）手足口病

手足口病是一组肠道病毒引起的以发热和手足口部皮疹为特征的儿童急性传染病，以5岁以下儿童多见，多发于夏、秋两季，大多数症状轻微，预后好。但少数重症起病急、病情变化快、病势凶险，特别是肠道病毒71型（EV-A71）感染引起的重症，死亡率较高。有时也会影响较大的儿童、青少年和成年人。

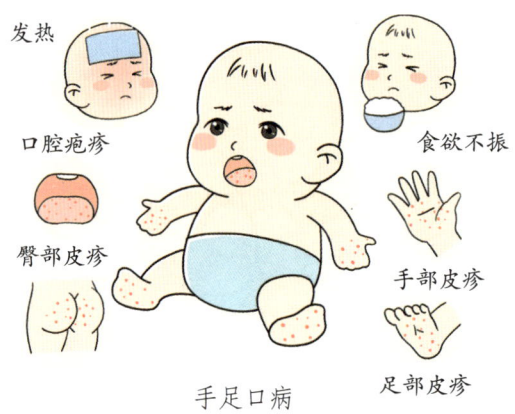

手足口病

手足口病潜伏期为2～10天，平均3～5天。通常病情较轻，呈自限性，预后良好，7～10天病程后可完全康复。多数患儿以发热，口腔黏膜出现散在疱疹，手、足和臀部出现斑丘疹、疱疹为主要临床表现，可伴有咳嗽、流涕、食欲不振等症状。部分病例仅表现为皮疹或疱疹性咽峡炎，个别病例可无皮疹或表现为大疱样改变。只有少数患者的病情会快速恶化，累及脑部、肺部和心脏出现严重并发症，如脑炎、脑干脑炎、急性弛缓性麻痹、肺水肿、肺出血、心肺功

十一 手足口病疫苗

能衰竭等。手足口病可分为5期：第1期为出疹期；第2期是神经系统受累期，出现精神差、嗜睡、吸吮无力、头痛、烦躁、呕吐、肢体抖动、肌无力等，有这些表现需立即就医；第3期是心肺功能衰竭前期，多发生在病程5天内，表现为呼吸、心率快，四肢凉，血压升高，此为手足口病的危重型，应早期识别；第4期是心肺功能衰竭期，出现血压下降、休克、抽搐、意识障碍，为危重型，病死率较高；第5期为恢复期。

手足口病也不是儿童"专利"。成年人患手足口病时可能表现不典型。如成年患者伴有湿疹样表现合并头皮脓疱疹的非典型手足口病。

手足口病无特效抗病毒药物。2015年底，我国自主研发的肠道病毒71型灭活疫苗（inactivated enterovirus 71 vaccine，EV71疫苗）上市，EV71疫苗对接种者具有较好的保护效果，对EV-A71病毒相关手足口病的保护效力在90%以上。为尽早获得免疫保护，建议满6月龄幼儿在12月龄前完成接种程序。对于5岁以上儿童，不推荐接种EV71疫苗。EV71疫苗目前属于自费疫苗，需要家长遵从知情、自愿、自费原则接种。由于引起手足口病的肠道病毒有多种，不同肠道病毒间无交叉保护，接种EV71疫苗只能预防EV-A71感染引起的手足口病及相关疾病，不能预防CV-A16、CV-A6和CV-A10等其他肠道病毒感染。因此，接种疫苗后仍有可能再次感染EV-A71之外的其他肠道病毒，但发生重症风险降低。

(二) 疫苗基本情况

【疫苗名称】

肠道病毒71型灭活疫苗,俗称手足口病疫苗。

【疫苗种类】

目前国内EV71疫苗均为灭活疫苗,现有三款疫苗已获批上市,另有多种手足口病疫苗正在临床试验阶段。

【接种对象】

6～71月龄EV-A71病毒易感者,应尽早接种。

【接种程序】

免疫程序为2剂次,至少间隔4周。建议在12月龄前完成接种程序。

【接种部位和接种途径】

上臂三角肌肌内注射。

【禁忌证】

(1)已知对疫苗所含任何成分,包括辅料过敏者。

(2)发热、急性疾病期及慢性疾病急性发作者。

(3)严重慢性疾病者。

(4)疫苗说明书规定的其他禁忌人群。

【常见不良反应】

接种疫苗后常见局部反应主要有接种部位红肿、硬结等,以轻度为主,可自行缓解。常见全身反应主要有发

十一 手足口病疫苗

热、腹泻等，呈一过性，通常无须特殊处理，必要时可对症治疗。

【注意事项】

未控制的癫痫患者和其他进行性神经系统疾病患者，应慎重考虑是否接种该疫苗。患有血小板减少症或出血性疾病者，肌内注射该疫苗可能会引起出血。注射人免疫球蛋白者应至少间隔1个月接种该疫苗，以免影响免疫效果。

【预防的疾病】

手足口病是由多种肠道病毒感染引起的，其中EV-A71是引起婴幼儿手足口病重症和死亡的主要病原。接种EV71疫苗可刺激机体产生抗EV-A71的免疫力，用于预防EV-A71感染所致的手足口病和相关疾病。但不能预防其他肠道病毒（包括柯萨奇A组16型等病毒）感染所致的手足口病和相关疾病。

【不接种的危害】

手足口病是多发于5岁以下儿童的急性消化道传染病，在全球特别是亚太地区广泛流行，因传播迅速，极易引起托幼机构、学校等人群聚集场所的暴发流行。大多数患者症状轻微，1周左右可以自愈，少数患者可引起脑炎、心肌炎、肺水肿等并发症，个别重症病情发展快，可导致死亡。EV-A71是引起手足口病重症和死亡最主要的病毒，其感染的手足口病通常较其他型别的病程更长且疾病负担更重。目前手足口病治疗尚缺乏有效的抗病毒药物，仍以对症治疗和支持性治疗为主，接种疫苗被认为是预防和控制该疾病的有效措施。

（三）案例

周末，小糯米特别开心，因为爸爸妈妈带着她去儿童游乐场玩，然而，玩了一下午回到家，妈妈就发现她发热了，体温一度高达近40℃。晚上吃了退热药依然没有降温。第二天早上，她的体温又飙到了39℃。起床的时候，妈妈还发现她的下巴上多了两三个红色的点，当时以为是夜里蚊子咬的，就没太在意。到了下午的时候，小糯米下巴的疹子突然增多，原本红色的小疹子开始变大，并慢慢变成水疱状疱疹，口水也越来越多。手上、脚上和背上也开始冒红疹。妈妈心里嘀咕："这肯定不是蚊子咬的，那会是什么呢？手上和脚上都有疹子，难道是手足口病？"当机立断，让爸爸赶紧带小糯米去医院急诊。

到了医院，结果确诊是手足口病。医生解释道："不用紧张，手足口病是一种很常见的病毒性感染疾病，特点就是出疹子特别快，看着凶险，一般接种过EV71疫苗的孩子，大多数都不会出现重症。但在家需要密切观察，有没有出现提示重症手足口病的表现。"妈妈又说道："孩子半岁的时候接种过手足口病疫苗，现在又得过手足口病，还会再得吗？还要打疫苗吗？"医生耐心地解释道："可能还会再次患病，因为导致手足口病的病毒有20种呢，每种病毒之间没有交

十一 手足口病疫苗

叉保护性,这次是一种病毒感染了,下次可能会是另外一种病毒感染,所以还是会患病的。虽然EV71疫苗只针对一种病毒,但这个类型是最关键的病毒啊。在我国,至少一半的重症手足口病是这一种病毒引起的,90%以上的手足口病死亡病例是这一种病毒导致的,所以接种非常有必要。"

(四) 疫苗相关问题

问 手足口病和疱疹性咽峡炎有什么区别?

答 手足口病和疱疹性咽峡炎均是由肠道病毒感染引起的急性传染病,传播途径和潜伏期相似,易感人群相同,两者的致病病原体构成不同,但有重合,临床症状也具有近似性。手足口病以发热及手、足、口腔等部位皮疹或疱疹为主要临床特征,少数病例会出现呼吸和中枢神经系统损害,甚至导致死亡。疱疹性咽峡炎以发热和咽峡部疱疹性溃疡为特征,多为自限性疾病。

问 接种EV71疫苗可以预防疱疹性咽峡炎吗?

答 不一定。手足口病和疱疹性咽峡炎的致病病原体构成不同,但有重合。手足口病病原体以肠道病毒71型、柯萨奇病毒A组部分血清型最为常见,疱疹性咽峡炎病原体主要为其他肠道病毒和柯萨奇病毒A组部分血清型,但也有肠道病毒71型引起疱疹性咽峡炎的相关报道。不同时期、不同地区流行的病原体种类可能不同。

问 接种肠道病毒71型灭活疫苗后为什么还会患手足口病?

答 引起手足口病的肠道病毒病原体较复杂,型别较多,目前仅有针对肠道病毒71型的疫苗,仅能用于预防肠道病毒71型感染所致的手足口病和相关疾病,但不能预防其他肠道病毒引起的手足口病和疱疹性咽峡炎。

(五) 温馨提示

(1)保持良好的个人卫生习惯是预防手足口病的关键,勤洗手,不要让儿童喝生水、吃生冷食物。

(2)儿童玩具和常接触到的物品应当定期进行清洁消毒。

(3)接种疫苗,EV71疫苗可用于6月龄至5周岁儿童预防EV-A71感染所致的手足口病。

(4)不仅要预防孩子感染,而且当孩子生病时,也不要出去感染别的小朋友,建议生病的孩子隔离在家,至少等到身上的疱疹里面的液体都干了(大约1周)才能出门接触别的小朋友。

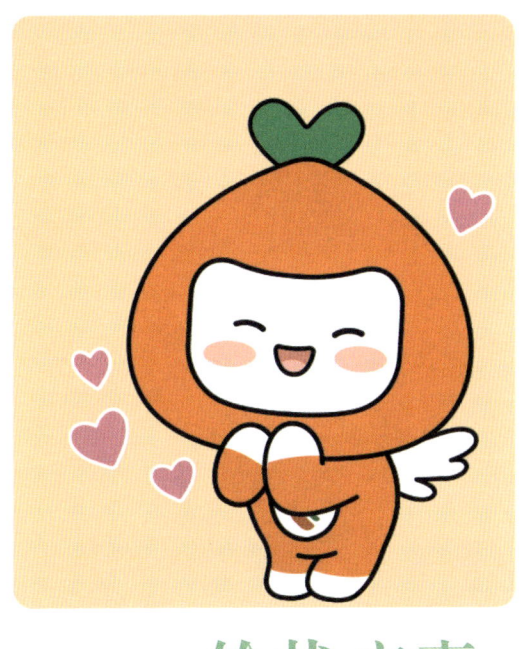

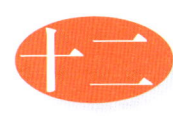 轮状病毒
疫苗

（一） 轮状病毒感染

轮状病毒是全球5岁以下儿童重度胃肠炎和死亡的主要病原，几乎每名儿童在5岁之前均感染过1次以上轮状病毒。轮状病毒感染主要临床表现为腹泻、呕吐、发热等，一般先吐后泻，因腹泻和呕吐导致不同程度脱水，进而引起电解质紊乱，严重者出现休克、死亡。轮状病毒胃肠炎住院患者多为2岁以下婴幼儿，重症或死亡病例主要为1岁以下婴儿。我国5岁以下儿童腹泻死亡病例中轮状病毒导致的死亡占35%。

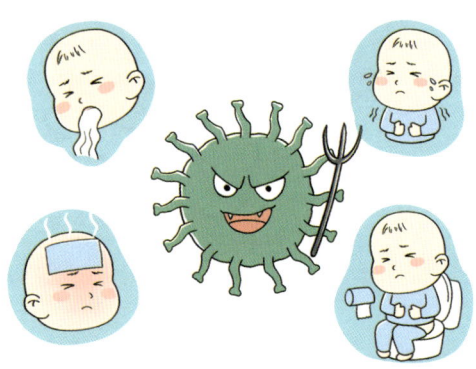

轮状病毒导致儿童腹泻、发热、呕吐

轮状病毒感染性肠炎是我国法定丙类传染病。轮状病毒主要通过粪-口途径直接传播，也可通过接触被粪便、呕吐物及其飞沫污染的物品、手、用具等间接传播，进食被病毒污染的水和食物也可能引起感染。通常感染者从发病前2天和出现症状后4~8天内通过粪便排出大量病毒，免疫缺陷的轮状病毒感染者的排毒时间会更长。

十二 轮状病毒疫苗

全球5岁以下儿童轮状病毒腹泻的疾病负担巨大。监测数据显示，2005—2018年，我国5岁以下儿童轮状病毒腹泻发病率从2005年的8.4/10万上升至2018年的178.1/10万。估算我国轮状病毒胃肠炎年就诊300万人，经济负担直接成本约20亿元，总成本约27亿元。轮状病毒也可造成院内感染，常发生在3~36月龄儿童，还可造成新生儿和老年人感染。

轮状病毒胃肠炎尚无特效治疗药物，接种疫苗是预防轮状病毒胃肠炎的最有效措施。研究显示，完成轮状病毒疫苗接种后，1岁以下儿童轮状病毒胃肠炎住院和急诊就诊数最高可减少80%，接种疫苗后被感染的患儿症状亦较轻。

(二) 疫苗基本情况

【疫苗名称】

预防轮状病毒感染的疫苗名称为轮状病毒疫苗。

【疫苗种类】

目前国内批准上市使用的轮状病毒疫苗有两种，均为口服减毒活疫苗，分别为口服五价重配轮状病毒减毒活疫苗和口服轮状病毒活疫苗（LLR弱毒株），均属于非免疫规划疫苗，自愿、自费接种。

【接种人群与程序】

不同的轮状病毒疫苗的接种对象和免疫程序见表3。

表3 轮状病毒疫苗的接种对象和免疫程序

疫苗	接种对象	免疫程序	用途
口服轮状病毒活疫苗	2月龄至3周岁婴幼儿尽早接种	每年口服1剂次，每剂为3mL	可刺激机体产生对A群轮状病毒的免疫力，用于预防婴幼儿由A群轮状病毒引起的腹泻
口服五价重配轮状病毒减毒活疫苗	6～32周龄婴幼儿尽早接种	全程免疫共3剂次：6～12周龄时开始口服第1剂，每剂接种间隔4周以上；第3剂接种不应晚于32周龄，每剂为2 mL	用于预防血清型G1、G2、G3、G4、G9导致的婴幼儿轮状病毒胃肠炎

【接种部位和接种途径】

目前国内批准上市使用的两种轮状病毒疫苗接种途径均为口服，直接喂于婴儿，不能热水送服，以免影响免疫效果，不可用于注射。

【禁忌证】

（1）对该疫苗所含成分过敏者，或既往接种同类疫苗出现严重过敏反应者。

（2）患急性疾病、严重慢性疾病、慢性疾病急性发作期和发热者。

（3）免疫缺陷、免疫功能低下或正在接受免疫抑制剂治

十二 轮状病毒疫苗

疗者。

（4）使用免疫球蛋白的儿童，接种口服轮状病毒活疫苗，应间隔至少3个月接种。

（5）疫苗说明书规定的其他禁忌人群。

【常见不良反应】

接种轮状病毒疫苗后常见的不良反应主要有一过性轻度呕吐、腹泻，多数情况下于2～3天内自动消失；在口服疫苗后1～2周内，可能出现一过性发热反应。其中大多数的发热反应为轻度发热反应，一般持续1～2天后可自行缓解，不需处理，必要时适当休息，多喝水，注意保暖，防止继发感染；对于中度发热反应或发热时间超过48小时者，可采用物理方法或药物对症处理。

（三）案例

1岁的小希呕吐不止，妈妈抱着小希焦急地来到儿科钟医生的诊室。

妈妈说看着宝贝吐了好几次，脸色发青，好不心疼，就让孩子喝粥补点营养吧，结果，孩子继续狂吐，妈妈焦急地问："医生，我家宝宝是怎么了？"

钟医生安抚道："孩子妈妈不着急，我先问清病史和检查后再回答你。"

呕吐物检查为轮状病毒阳性，追问病史发现，小希平时有吮吸手指习惯，没有接种过轮状病毒疫苗，2天前和隔壁邻居家的孩子一起玩,这个孩子前几天也是呕吐并拉肚子,2天前才有所好转。诊断小希为轮状病毒感染性肠炎。轮状病毒感染目前尚无特效药,主要采用纠正水、电解质紊乱及对症治疗,注意观察后续情况,鉴别肠套叠。

"宝宝目前处于病程早期,建议禁食、禁水、禁药4～6小时,如果没有脱水表现,无再次频繁呕吐且吃了药有好转,一般3～5天就好了。"听到钟医生这样说,妈妈放下心来。

痊愈后,小希进行轮状病毒疫苗接种,再也没有得过轮状病毒肠炎。

这个小故事告诉我们,疫苗就是保护伞,可以降低感染疾病的风险和减少重症发生,建议家长们按时给孩子接种疫苗。孩子健康,爸爸妈妈也少操心。

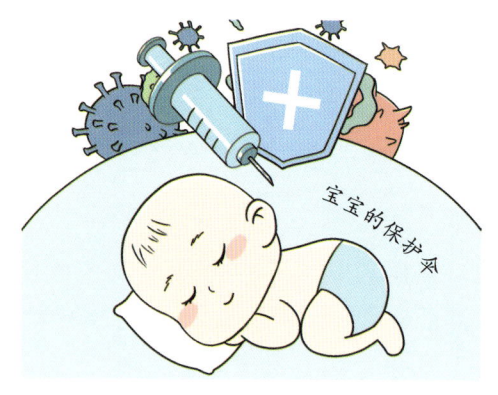

疫苗是宝宝健康的保护伞

(四) 疫苗相关问题

问 如果未能在推荐时间内接种轮状病毒疫苗,可以补

十二 轮状病毒疫苗

种吗？

答 未在轮状病毒疫苗说明书规定的推荐时间内接种的，可以在说明书规定的使用年龄范围内及时补种，其中补种口服轮状病毒活疫苗的儿童不应大于3周岁，补种口服五价重配轮状病毒减毒活疫苗不应大于32周龄，且首剂服用时间不应晚于12周龄。

问 已经感染过轮状病毒，是否还需要接种？

答 感染过轮状病毒的婴幼儿也有必要接种疫苗。因为自然感染提供的免疫保护具有型别特异性，初次感染仅为婴幼儿提供部分免疫保护，因此建议曾感染过轮状病毒的婴幼儿按要求接种完整剂次的轮状病毒疫苗。

问 口服轮状病毒疫苗后呕吐，需要补种吗？

答 目前临床试验尚缺少明确的研究数据证据支持补种。五价重配轮状病毒减毒活疫苗的免疫程序包含3剂次疫苗，可产生足够的保护。因此，孩子口服疫苗后呕吐，不建议补种，而是应该继续按照免疫程序完成后续剂次的接种。

问 轮状病毒疫苗需要每年接种吗？

答 根据疫苗说明书，口服轮状病毒活疫苗适用于2月龄至3周岁的儿童接种，可每年接种1剂次。口服五价重配轮状病毒减毒活疫苗免疫程序与口服轮状病毒活疫苗不同，研究发现按照免疫程序在32周龄内完成3剂次疫苗接种，较长时间内仍可使儿童轮状病毒胃肠炎住院或急诊的风险降低，不需要每年接种。

问 轮状病毒疫苗可以和其他疫苗同时接种吗？

答 轮状病毒疫苗可与灭活脊髓灰质炎疫苗（IPV）、口服脊髓灰质炎减毒活疫苗（OPV）、无细胞百白破联合疫苗（DTaP）、肺炎球菌结合疫苗（PCV）、流感嗜血杆菌疫苗（Hib）、乙肝疫苗（HepB）同时接种，但不建议同时接种两种以上疫苗。

（五）温馨提示

（1）及时接种轮状病毒疫苗，经济又有效。

（2）养成良好卫生习惯，特别是手卫生不可忽视。

（3）注意家庭卫生，室内常通风，宝宝食具、衣物等常换洗。

（4）鼓励母乳喂养。

（5）污染物品应彻底清洗后再使用。

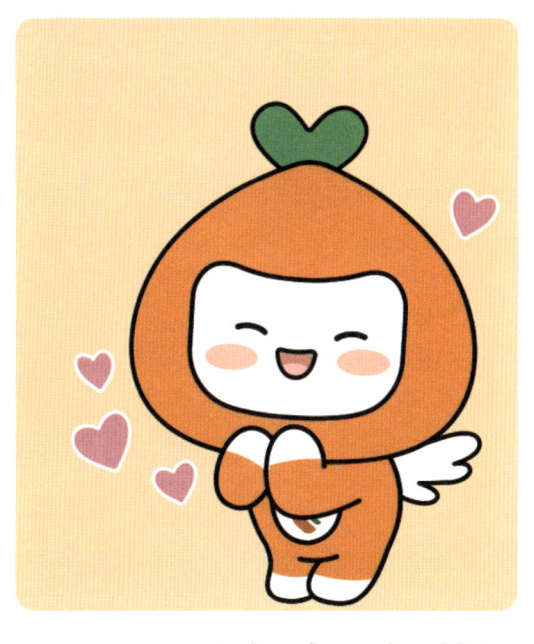

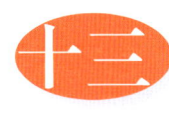 肺炎球菌疫苗

（一）肺炎

肺炎是一种影响肺部的急性下呼吸道感染，常出现发热、咳痰、呼吸困难或胸痛等症状。肺炎是全世界儿童因感染导致死亡的主要原因。儿童较小的呼吸道结构成了加剧肺炎病情的原因。细小狭窄的呼吸道易于被病原体侵入和阻塞，一旦肺部发生炎症，空气通道就可能进一步变窄，引发严重的呼吸困难，进而导致机体缺氧等严重后果。WHO数据显示，2019年肺炎造成全球近75万名5岁以下儿童死亡，占5岁以下儿童死亡总数的14%，占1～5岁儿童死亡总数的22%。

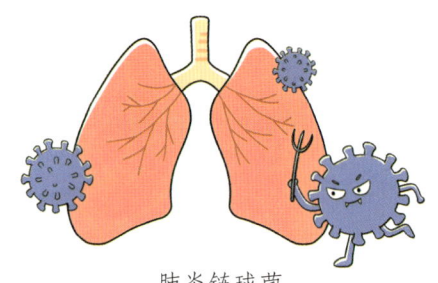

肺炎链球菌

肺炎可由若干感染因子引起，包括病毒、细菌和真菌。其中，肺炎链球菌是儿童细菌性肺炎的最常见起因，b型流感嗜血杆菌（Hib）是细菌性肺炎第二种最常见的起因，呼吸道合胞病毒是引起病毒性肺炎的最常见病原。病毒和细菌通常可在儿童的鼻腔或咽喉处发现，如被吸入则可感染肺部。病毒和细菌也可通过咳嗽或打喷嚏在空气中产生的飞沫传播。

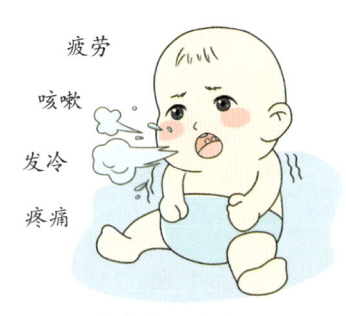

肺炎的临床表现

十三 肺炎球菌疫苗

与成年人相比,儿童的免疫系统还没有完全发育成熟,机体的防御系统还需要学习和成长。面对陌生的病原体,儿童的免疫系统还来不及像成年人那样迅速且有效地做出抵抗,就已经被病原体偷袭成功。特别是遇到流感病毒、腺病毒、支原体、肺炎链球菌这种"高级别"的病原体或者没有接种过相应的疫苗,儿童免疫系统抵挡不住,感染肺炎的概率就会加大。要想减少肺炎对儿童的影响,预防是第一步。其中,疫苗接种是预防肺炎死亡最有效的策略之一。很多与呼吸道感染有关的病原体都可以通过疫苗来预防,其中就包括肺炎链球菌疫苗、b型流感嗜血杆菌疫苗等。

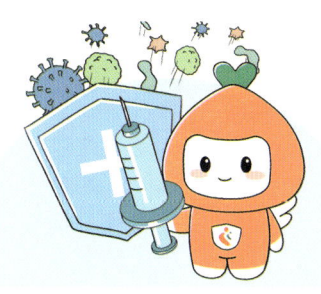

疫苗护卫健康

(二) 疫苗基本情况

【疫苗名称】

肺炎球菌疫苗有13价肺炎球菌结合疫苗(13-valent pneumococcal conjugate vaccine,PCV13)、23价肺炎球菌多糖疫苗(23-valent pneumococcal polysaccharide vaccine,PPV23)。

【疫苗种类】

目前国内提供的肺炎球菌疫苗均为灭活疫苗,主要有两类，分别是PCV13和PPV23。无论是PCV13还是PPV23，都覆盖了大多数肺炎链球菌的致病流行菌株型。

【接种对象与程序】

23价肺炎球菌多糖疫苗和13价肺炎球菌结合疫苗接种对象和免疫程序见表4。

表4　23价肺炎球菌多糖疫苗和13价肺炎球菌结合疫苗接种对象和免疫程序

	23价肺炎球菌多糖疫苗（进口/国产）	13价肺炎球菌结合疫苗（进口/国产）
接种对象	适用于2周岁及以上感染肺炎链球菌、患肺炎球菌性疾病风险增加的人群。推荐重点人群接种，重点人群包括：①60岁及以上老年人；②特定疾病人群，包括患有慢性心血管疾病、慢性肺疾病或糖尿病者，患酒精中毒、慢性肝脏疾病及脑脊液漏者，功能性或解剖性无脾者，免疫功能受损人群、进行免疫抑制性化疗以及器官或骨髓移植者等	6周龄至5周岁儿童

十三 肺炎球菌疫苗

续表

	23价肺炎球菌多糖疫苗(进口/国产)	13价肺炎球菌结合疫苗(进口/国产)
免疫程序	通常只接种1剂次。仅推荐功能性/解剖性无脾和免疫抑制等特定高危人群复种,只复种1剂次,与前1剂次至少间隔5年	6周龄至6月龄婴儿:推荐常规免疫接种程序为接种4剂次。基础免疫在2月龄、4月龄、6月龄各接种1剂次,加强免疫在12~15月龄接种1剂次。基础免疫首剂最早可在6周龄接种,之后各剂间隔1~2个月(进口)或接种间隔2个月(国产)。 7~11月龄婴儿:接种3剂次。首剂与第2剂间隔至少1个月。建议在出生后第二年(满12月龄以后)接种第3剂,与第2剂间隔至少2个月。 12~23月龄幼儿:共接种2剂次,接种间隔至少2个月。 2~5周岁儿童(6周岁前):接种1剂次

【接种部位和接种途径】

目前国内上市使用的肺炎球菌疫苗接种途径均为肌内注射。婴儿首选部位为大腿前外侧,幼儿和儿童为上臂三角肌。

【禁忌证】

已知对肺炎球菌疫苗中任何成分,包括任何活性成分、辅料、破伤风类毒素、白喉类毒素等过敏者和疫苗说明书规定的其他禁忌人群严禁使用。

【常见不良反应】

常见不良反应有食欲下降,易激惹,发热,注射部位红斑、硬结、疼痛、荨麻疹或荨麻疹样皮疹。

【注意事项】

（1）13价肺炎球菌结合疫苗仅用于5周岁以下儿童，5周岁以上人群仅能选择23价肺炎球菌多糖疫苗。

（2）患急性、严重发热性疾病者应暂缓接种。

（3）血小板减少症、任何凝血障碍或接受抗凝血剂治疗者慎用。

（4）建议要接受脾切除手术或免疫抑制治疗（化疗等）的2岁以上人群至少提前两周接种23价肺炎球菌多糖疫苗。

（5）不推荐孕妇（尤其是妊娠的前三个月）和哺乳期女性接种肺炎球菌多糖疫苗。

（6）2周岁以下儿童不适宜接种23价肺炎球菌多糖疫苗。

【不接种的危害】

肺炎链球菌可引起近百种不同临床类型的感染，所引起的脑膜炎、菌血症、菌血症性肺炎等侵袭性疾病和急性中耳炎、鼻窦炎、非菌血症性肺炎等非侵袭性疾病，统称为肺炎球菌性疾病（pneumococcal disease，PD），常见于婴幼儿、老年人以及有基础疾病的人。肺炎链球菌通常定植于人体鼻咽部，主要通过呼吸道飞沫传播。WHO数据显示，2008年全球约有47.6万名5岁以下儿童死于肺炎链球菌感染，2018年公布的数据显示，全球5岁以下肺炎链球菌感染儿童约为29.4万名。在我国，5岁以下儿童是肺炎死亡的高峰人群，而肺炎链球菌正是我国儿童肺炎和细菌性脑膜炎的

十三 肺炎球菌疫苗

主要病原体。除了儿童,肺炎链球菌肺炎对老年人往往也是致命的,死亡风险随着年龄的增长而增加。接种肺炎链球菌疫苗是预防肺炎链球菌性疾病最经济、有效、安全的措施。

(三) 案例

一天上午,新手妈妈小李带着1岁的儿子洋洋十万火急地来到医院急诊,进了门后非常担心地问道:"医生,我们家宝宝一直咳嗽还发热,担心孩子咳成'肺炎'了,请赶紧帮我们看一看!"

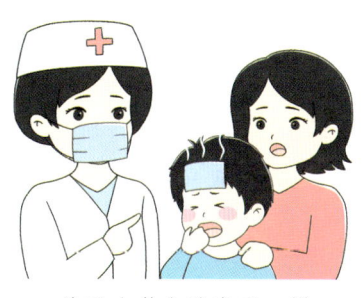

普通咳嗽和肺炎不一样

医生耐心地跟孩子妈妈解释:"普通咳嗽转成肺炎是不成立的,'肺炎'是一种疾病,咳嗽是一个症状。任何咽部及气道刺激都会诱发咳嗽,即使成人每天也会咳嗽几下,这是身体正常的防御反射。"

孩子妈妈继续问道:"那我们家孩子是不是肺炎,能不能用点抗生素呢?"医生回答道:"判断是不是肺炎还需进一步评估,如果孩子之前接种过肺炎疫苗,他的症状相对来说会轻一些,因为身体免疫力已经建立起来了。"抗生素是针对细菌性肺炎用药,它的使用是有严格指征的,因此不建议家长自行给宝宝服用抗生素,要在医生明确病因后,再决定是否需要使用抗生素进行治疗。

(四) 疫苗相关问题

问 接种疫苗后,就不会感染肺炎链球菌了吗?

答 目前发现的肺炎链球菌有90多种血清型,接种13价肺炎球菌结合疫苗、23价肺炎球菌多糖疫苗可预防13种、23种易感、侵袭性强的血清型引起的肺炎链球菌性疾病,对于非疫苗覆盖血清型引起的肺炎以及其他原因导致的肺炎无保护效果,不能百分之百地避免肺炎链球菌感染的发生,但是13价肺炎球菌结合疫苗中已包含了多数导致严重后果的血清型,接种疫苗能极大地降低肺炎链球菌感染引起的肺炎及其他严重侵袭性疾病发生概率。

问 老年人也需要接种肺炎球菌疫苗吗?

答 肺炎链球菌广泛分布于自然界,人类是其唯一宿主,其定植于人的鼻咽部,一般经由呼吸道飞沫传播或由定植菌导致自体感染,老年人以及免疫功能受损或患有慢性心血管疾病、慢性肺疾病等的成年人患肺炎链球菌性疾病的危险性较高。因此建议老年人和有肺炎链球菌感染风险因素的成年人接种肺炎链球菌疫苗,包括患有慢性心血管疾病、慢性肺疾病或糖尿病,患酒精中毒、慢性肝脏疾病及脑脊液漏者,功能性或解剖性无脾者,免疫功能受损人群,进行免疫抑制性化疗的患者以及器官或骨髓移植患者等。通常只需要接种1剂次,推荐功能性或解剖性无脾和免疫抑制等特定高危人群复种,只复种1剂次,与前一剂至少间隔5年。

十三 肺炎球菌疫苗

问 婴幼儿之前患过肺炎,还需要接种肺炎球菌疫苗吗?

答 需要,因为引起肺炎的病原体有很多,包括病毒、细菌、真菌、寄生虫等,一个人一生有可能因不同原因罹患肺炎。肺炎链球菌是引起肺炎的主要病原体之一,肺炎链球菌有90多个血清型,曾患某个血清型肺炎链球菌性肺炎也还有可能感染其他血清型的肺炎链球菌,所以即使婴幼儿曾患肺炎,也建议及时接种13价肺炎球菌结合疫苗预防13种血清型引起的肺炎链球菌性疾病,约可覆盖80%的肺炎链球菌致病血清型。

问 价越多预防的血清型越多,是不是打23价肺炎球菌多糖疫苗效果更好?

答 23价肺炎球菌多糖疫苗属于多糖疫苗,多糖疫苗刺激2周岁以下的婴幼儿产生抗体的效果不理想,故23价肺炎球菌多糖疫苗用于2周岁及以上感染肺炎链球菌、患肺炎球菌性疾病风险增加的人群,包括免疫功能低下、患有慢性疾病等情况或50周岁以上中老年人。

2周岁以下儿童接种肺炎球菌疫苗,应选择肺炎球菌结合疫苗,现有多个厂家的13价肺炎球菌结合疫苗可供选择,其工艺能够在婴幼儿中诱导产生有效的免疫应答,并产生免疫记忆,保护时间更长。接种过13价肺炎球菌结合疫苗的儿童,无特殊情况无须再接种23价肺炎疫苗。

问 接种肺炎球菌疫苗是免费的吗?

答 目前国内已有多款13价肺炎球菌结合疫苗和23价肺炎球菌多糖疫苗被批准使用,市民可以咨询附近的预防接种门诊是否可以接种、提供哪种疫苗。目前肺炎球菌疫苗在我国属于非免疫规划疫苗,市民需自费接种,具体价格以当地预防接种门诊公布为准。

问 现有13价肺炎球菌结合疫苗太贵了,等2岁以后接种23价肺炎球菌多糖疫苗可以吗?

答 的确,全程4剂次的13价肺炎球菌结合疫苗的花费是一笔不小的开支,而且还有人这样认为,23价比13价还多10价,划算。事实并非如此,2周岁以下的婴幼儿是肺炎链球菌的主要宿主,调查显示婴幼儿鼻咽部肺炎链球菌的携带率在27%~85%,而且对婴幼儿而言,在6月龄左右,母传抗体会逐渐消失,加之婴幼儿的免疫系统尚未完全发育,是感染肺炎链球菌的高风险期,13价肺炎球菌结合疫苗能为2周岁以下儿童提供有效保护,非常有必要接种。

问 接种肺炎球菌结合疫苗可能会出现什么不良反应?

答 肺炎球菌疫苗常见不良反应主要有接种疫苗部位短时间内出现轻微肿胀及疼痛、硬结,但大部分反应在2天内会自然消退。一些人可能会出现一过性发热、疲劳、头痛、发冷或肌肉疼痛等。

（五） 温馨提示

（1）保持手卫生。减少接触公共场所的公共物品；从公共场所返回、咳嗽手捂之后、饭前便后，用洗手液或香皂流水洗手，或者使用含酒精成分的免洗洗手液；不确定手是否清洁时，避免用手接触口鼻眼；打喷嚏或咳嗽时，用手肘衣服遮住口鼻。

（2）避免室内空气污染，居室勤开窗，经常通风。

（3）鼓励宝宝出生后6个月内完全进行母乳喂养。

（4）保证充足的营养，适度运动，提高机体免疫力。

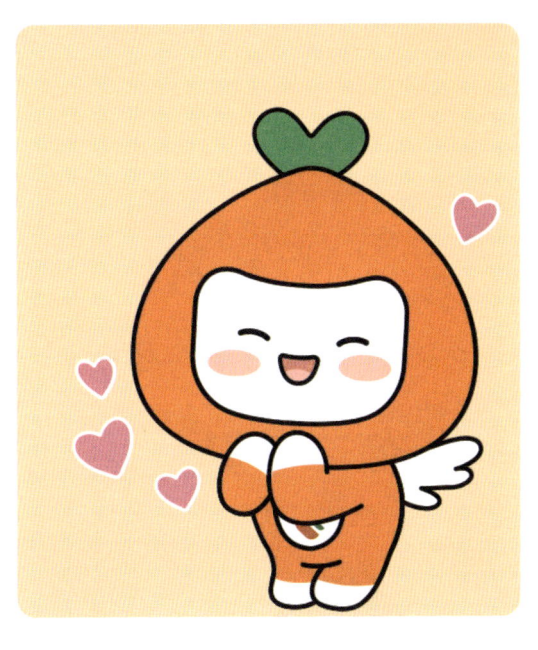

十四 狂犬病疫苗

（一）狂犬病

狂犬病，俗称"恐水症"，是一种由狂犬病病毒感染引起的由动物传播到人类的疾病，病死率几乎为100%。2015—2021年，我国报告狂犬病病例数逐年下降，疫情波及范围逐渐缩小，累计报告病例3032例。

狂犬病感染家畜和野生动物，然后通过咬伤、抓伤或直接接触黏膜（如眼睛、口腔或开放性伤口）传播给人和动物，通常是经由唾液密切接触传播至人。在高达99%的情况下，家犬是将狂犬病病毒传播给人类的原因。

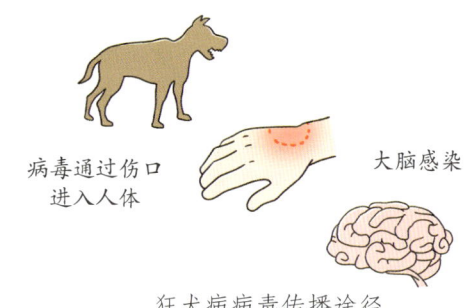

狂犬病病毒传播途径

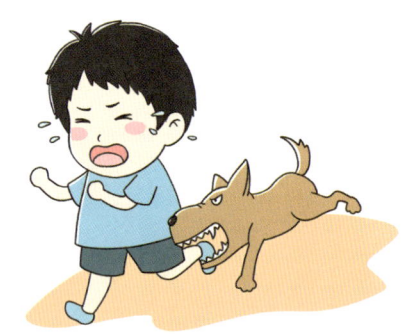

家犬是传播狂犬病病毒的主要原因

狂犬病病毒潜伏期通常为1～3个月，短则不到1周，长则1年以上，此时期内无任何诊断方法。狂犬病最初症状是

十四 狂犬病疫苗

发热,伤口部位常有疼痛,或有异常或原因不明的颤痛、刺痛或灼痛感。随着病毒在中枢神经系统的扩散,发展为可致命的进行性脑炎和脊髓炎。

狂犬病可能出现以下两种情况:狂躁性狂犬病患者的症状是机能亢进,躁动,恐水,有时还怕风,数日后,患者因心肺衰竭而死亡。麻痹性狂犬病约占人类狂犬病死亡病例总数的20%。与狂躁性狂犬病相比,其病程不那么剧烈,且通常较长,从咬伤或抓伤部位开始,肌肉逐渐麻痹,患者渐渐陷入昏迷,最后死亡。麻痹性狂犬病往往会有误诊,不容易被识别。

目前还没有检测手段可在出现临床症状前诊断人是否感染狂犬病,而且如果不出现恐水、怕风等表现的话,可能难以做出临床诊断。狂犬病目前没有有效的治疗措施,病死率几乎为100%。

按照接触方式和暴露程度,狂犬病暴露可分为三级,具体见表5。

表5 狂犬病暴露类型

暴露类型	接触方式	暴露程度	暴露后免疫预防处置
I	符合以下情况之一者: 1. 接触或喂养动物[a、b]; 2. 完整皮肤被舔舐; 3. 完好的皮肤接触狂犬病动物或人狂犬病病例的分泌物或排泄物	无	确认接触方式可靠则不需处置

续表

暴露类型	接触方式	暴露程度	暴露后免疫预防处置
Ⅱ	符合以下情况之一者： 1.裸露的皮肤被轻咬； 2.无出血的轻微抓伤或擦伤	轻度	1.处理伤口； 2.接种狂犬病疫苗
Ⅲ	符合以下情况之一者： 1.单处或多处贯穿皮肤的咬伤或抓伤[c]； 2.破损的皮肤被舔舐； 3.开放性伤口或黏膜被唾液污染（如被舔舐）； 4.暴露于蝙蝠[d]	严重	1.处理伤口； 2.注射狂犬病被动免疫制剂（抗狂犬病血清/狂犬病人免疫球蛋白）； 3.注射狂犬病疫苗[e]

注：a.暴露于啮齿类动物、家兔或野兔时通常无须接受狂犬病暴露后免疫预防。b.禽类、鱼类、昆虫、蜥蜴、龟和蛇不会感染和传播狂犬病。（美国CDC明确指出，所有的哺乳动物都可患狂犬病。禽类、鱼类、昆虫、蜥蜴、龟和蛇不属于哺乳动物，不会感染和传播狂犬病。）c.发生在头、面、颈、手部和外生殖器的咬伤属于Ⅲ级暴露。（WHO推荐：由于头、面、颈、手和外生殖器部位神经丰富，建议这些部位的暴露属于Ⅲ级暴露。）d.暴露于蝙蝠属于Ⅲ级暴露。若属于Ⅱ级或Ⅲ级暴露，则应立即处理伤口并接种狂犬病疫苗。伤口处理包括彻底冲洗、消毒处理。局部伤口处理越早越好。应用20%肥皂水或弱碱性清洁剂与流动的清水交替冲洗伤口，至少15分钟。冲洗后用75%酒精涂擦伤口。e.狂犬病疫苗有两种接种程序，即五针免疫程序和2-1-1免疫程序。

十四 狂犬病疫苗

（二）疫苗基本情况

【疫苗名称】

狂犬病疫苗，英文名为 rabies vaccine。

【疫苗种类】

目前的狂犬病疫苗都是灭活疫苗。

【适用人群】

凡被狂犬、疑似狂犬或不能确定是否患有狂犬病的宿主动物咬伤、抓伤、舔舐黏膜或破损皮肤处，开放伤口、黏膜直接接触可能含有狂犬病病毒的唾液或组织的人群；凡有接触狂犬病病毒危险的人员（如兽医、动物饲养员等）。

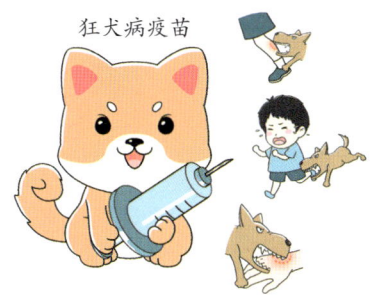

及时接种狂犬病疫苗

【接种程序】

暴露后免疫程序包括五针免疫程序和 2-1-1 免疫程序两种，各类疫苗的免疫程序以疫苗使用说明书为准。

（1）五针免疫程序：一般咬伤者于 0 天（当天）、3 天（第 4 天，以下类推）、7 天、14 天、28 天各注射本疫苗 1 剂次，全

143

程免疫共注射5剂次。

（2）2-1-1免疫程序：一般咬伤者于0天（当天）在左、右上臂三角肌内各注射1剂次（共2剂次），幼儿可在左、右大腿前外侧区肌内各注射1剂次（共2剂次），7天（第8天，以下类推）、21天各注射本疫苗1剂次，全程免疫共注射4剂次。

（3）暴露前免疫程序：暴露前基础免疫程序为第0天、7天、21（或28）天各接种1剂次狂犬病疫苗。持续暴露于狂犬病风险者，全程完成暴露前基础免疫后，在没有动物致伤的情况下，1年后加强1剂次，之后3～5年加强1剂次。

【暴露分级与疫苗接种】

（1）Ⅰ级暴露。符合以下情况之一者：①接触或喂养动物；②完好的皮肤被舔舐。清洗暴露部位，一般不必接种狂犬病疫苗。

（2）Ⅱ级暴露。符合以下情况之一者：①裸露的皮肤被轻咬；②无明显出血的轻微抓伤或擦伤。首先用肉眼仔细观察暴露处皮肤有无破损；当肉眼难以判断时，可用酒精擦拭暴露处，如有疼痛感，则表明皮肤存在破损（此法仅适于致伤当时测试使用）。应处置伤口，按暴露后免疫程序接种狂犬病疫苗；确认为二级暴露且严重免疫功能低下者，或二级暴露者，其伤口位于头面部，且不能确定致伤动物健康情况时，按Ⅲ级暴露处置。

（3）Ⅲ级暴露。符合以下情况之一者：①单处或多处贯穿皮肤的咬伤或抓伤（"贯穿"表示至少已伤及真皮层和血

十四 狂犬病疫苗

管,临床表现为肉眼可见出血或皮下组织);②破损皮肤被舔舐(应注意皮肤皲裂、抓挠等各种原因导致的微小皮肤破损);③开放性伤口、黏膜被动物唾液污染(如被舔舐);④直接接触蝙蝠(当人与蝙蝠之间发生接触时应考虑进行暴露后预防,除非暴露者排除咬伤、抓伤或黏膜的暴露)。应立即处理伤口,按暴露后程序立即接种狂犬病疫苗和狂犬病被动免疫制剂。

【接种部位和接种途径】

肌内注射。2周岁及以上儿童和成人于上臂三角肌注射,2周岁以下儿童于大腿前外侧肌注射;禁止在臀部肌内注射。

【伤口处置】

伤口处置包括彻底冲洗和规范清创处置。伤口处置越早越好。伤口冲洗:用肥皂水(或者其他弱碱性清洁剂、专业冲洗液)和一定压力的流动清水交替彻底冲洗所有咬伤和抓伤处约15分钟,然后尽快到医院行进一步的伤口处置。

【再次暴露后处置】

如再次暴露发生在免疫接种过程中,继续按照原有程序完成全程接种即可;全程接种后3个月内再次暴露者一般不需要加强接种;全程接种3个月及以上再次暴露者,应当于0天和3天各接种1剂狂犬病疫苗。

【禁忌证】

(1)暴露后接种,狂犬病是致死性疾病,暴露后接种疫苗无任何禁忌证。接种前应充分询问受种者基本情况和既往病史(如有无严重过敏史、其他严重疾病等)。即使存在不适合接种疫苗的情况,也应在严密监护下按免疫程序完成疫苗接种。如对本品的成分有明确过敏史者,应考虑更换为不含该成分的其他同类疫苗继续完成原有免疫程序。

(2)暴露前接种,已知对该疫苗所含任一成分过敏者,禁止使用本疫苗。妊娠期,患急性发热性疾病、急性疾病、慢性疾病的活动期,使用类固醇和免疫抑制剂者可酌情推迟暴露前免疫。免疫缺陷者不建议进行暴露前免疫,如处在狂犬病高暴露风险中,亦可进行暴露前免疫,但完成免疫接种程序后需进行中和抗体检测。接种疫苗发生严重不良事件者,在查明原因之前不应再接种同品种疫苗。

【注意事项】

暴露后免疫应遵循及时、足量、全程的原则。发生过敏者及时就诊、治疗,必要时考虑更换其他同类疫苗完成全程接种。暴露后局部伤口、暴露部位处理:尽快规范处理伤口,包括对每处伤口进行彻底的冲洗、消毒以及后续的外科处置。

【预防的疾病】

接种狂犬病疫苗后,可刺激机体产生抗狂犬病病毒免疫力,用于预防狂犬病。

十四 狂犬病疫苗

【不接种的危害】

狂犬病是一种病死率极高的传染病，如果未经规范处置，一旦出现临床症状，病死率几乎为100%。因此，不接种狂犬病疫苗可能会导致生命危险。

（三）案例

一天上午，小明在小区玩耍的时候不慎被一只流浪猫咬伤，妈妈立刻给孩子挤出脏血，然后用流动的肥皂水冲洗伤口20分钟左右。紧急处理完伤口后，就马上带孩子去最近的医院急诊科接种狂犬病疫苗。

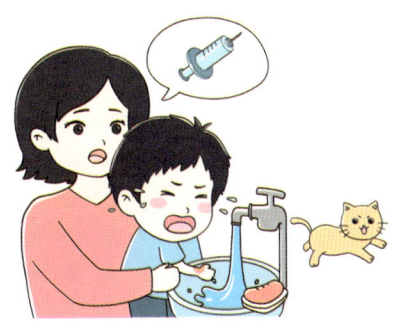

医生向孩子和其母亲了解清楚情况后，立刻进行了评估，孩子妈妈非常担心地问道："医生，孩子需要打狂犬病疫苗吗？听说打了会影响孩子智商。"

对孩子评估后，医生向妈妈解释道："流浪猫属于高风险动物，伤口在左手外侧，皮肤已破损，伤口有渗血，伤口属于Ⅲ级暴露，加上孩子没有狂犬病疫苗接种史，应立即免疫接种狂犬病疫苗。另外，还需要注射狂犬病免疫球蛋白。狂犬病是灭活疫苗，孕妇、哺乳期女性、老人、儿童（包括婴幼儿）接种狂犬病疫苗是安全的，对智商不会有影响的。"

妈妈点了点头，又问道："医生，要接种几针狂犬病疫苗呢？"

医生回答道："目前我国狂犬病的免疫程序有两种，分别是五针免疫程序和2-1-1免疫程序。全程、足量、规范接种疫苗才能更好地保护我们的健康。"

（四）疫苗相关问题

问 皮肤上有伤口被狗舔了要不要打狂犬病疫苗？

答 赶紧去打！狂犬病病毒绝大多数会潜伏在感染动物的大脑组织和脊髓中，其次是唾液和唾液腺中。伤口直接被狗舔，如果狗携带病毒，就有相当高的感染风险。

问 小朋友的手被兔子或小鼠抓了，没出血要不要接种狂犬病疫苗？

答 啮齿类（尤其小型啮齿类，如花栗鼠、松鼠、小鼠、大鼠、豚鼠、沙鼠、仓鼠）和兔形目（包括家兔和野兔）极少感染狂犬病，也未发现此类动物导致人患狂犬病的证据，一般来说轻微的抓伤只需要做好伤口处理，无须接种狂犬病疫苗。如果伤口较严重无法判断，请及时就诊，让专业的医生做出科学的判断，生命诚可贵，及时、科学处理很重要。

十四 狂犬病疫苗

问 听说狂犬病病毒潜伏期有十几年,我被狗咬了已经过了十年了,还会得狂犬病吗?

答 病毒侵入人体后,会沿着外周神经到中枢神经,伤口越接近中枢神经则潜伏期越短。潜伏期通常为1~3个月,短则几天,极少超过1年。WHO所承认的人类最长潜伏期为6~6.5年,各仅有1例。潜伏期十几年是传播很广的谣言。

问 在哪里可以接种狂犬病疫苗?是免费的吗?

答 各地的狂犬病暴露预防处置门诊均可进行犬伤的处置、接种狂犬病疫苗和狂犬病免疫球蛋白,该疫苗为非免疫规划疫苗,需要自愿自费接种。

问 被已接种过狂犬病疫苗的宠物咬伤,我还需要打疫苗吗?

答 需要接种,虽然动物接种过狂犬病疫苗后感染狂犬病的风险相对较小,但依然存在。不小心被宠物抓了咬了,还是有必要去打疫苗。

问 接种了疫苗就一定不会得狂犬病了吗?

答 及时、科学和彻底的暴露后处置能有效避免狂犬病的发生,而接种狂犬病疫苗是暴露后处置中非常重要的环节。但是,接种狂犬病疫苗仅是暴露后处置中的一个环节,及时处置伤口和使用被动免疫制剂同样重要。如果伤口处置不及时、不彻底,或没使用被动免疫制剂,即使接种了有效的疫苗，也可能无法阻止狂犬病的发生。

问 特殊时期能不能接种狂犬病疫苗？

答 不论是来月经，还是在备孕、怀孕，甚至哺乳期，只要被猫、狗抓伤咬伤，都可以接种疫苗和免疫球蛋白。

问 5岁孩子接种完第1剂次狂犬病疫苗，第2剂次时间到了但是感冒了，可以推后接种吗？推后接种会影响药效吗？

答 接种狂犬病疫苗应当按时完成全程免疫，按照程序及时接种对机体产生抗狂犬病的免疫力非常关键，因此应尽量按照时间安排进行接种，确实因不可抗力推迟了接种时间，也应在可以接种时尽早前往接种。当某一剂次出现延迟一天或者数天注射，其后续针次按原免疫程序做相应顺延。

问 孩子需要接种多种疫苗时，怎么安排比较好呢？

答 狂犬病疫苗接种应优先于其他疫苗，接种狂犬病疫苗期间也可以按免疫程序接种其他疫苗。注射了狂犬病人免疫球蛋白者，应按要求推迟接种其他减毒活疫苗。

问 孩子在学校被小朋友咬破了手臂，需要接种狂犬病疫苗吗？

答 狂犬病大多是由狗传播的，其次是通过一些肉食类

十四 狂犬病疫苗

哺乳动物，例如猫、蝙蝠等。而冷血动物、昆虫、鱼、啮齿类动物都不会传染狂犬病，在学校学习的健康小朋友更不会传染，因此不需要接种。

(五) 温馨提示

（1）给狗等宠物定期接种狂犬病疫苗。

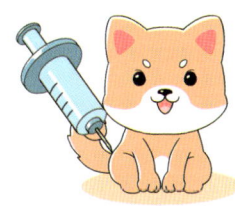

（2）了解犬类习性以及预防被它们咬伤。

（3）在与疑似患有狂犬病的动物接触之后，立即用肥皂和水彻底清洗创面。

（4）暴露后应尽快接种狂犬病疫苗，全程、足量、规范接种疫苗。

附录1 国家免疫规划疫苗儿童免疫程序表（2021年版）

可预防疾病	疫苗种类	接种途径	剂量	英文缩写	接种年龄														
					出生时	1月	2月	3月	4月	5月	6月	8月	9月	18月	2岁	3岁	4岁	5岁	6岁
乙型病毒性肝炎	乙肝疫苗	肌内注射	10或20μg	HepB	1	2					3								
结核病[1]	卡介苗	皮内注射	0.1ml	BCG	1														
脊髓灰质炎	脊灰灭活疫苗	肌内注射	0.5ml	IPV			1	2											
脊髓灰质炎	脊灰减毒活疫苗	口服	1粒或2滴	bOPV					3								4		
百日咳、白喉、破伤风	百白破疫苗	肌内注射	0.5ml	DTaP				1	2	3				4					
百日咳、白喉、破伤风	白破疫苗	肌内注射	0.5ml	DT															5
麻疹、风疹、流行性腮腺炎	麻腮风疫苗	皮下注射	0.5ml	MMR								1		2					
流行性乙型脑炎[2]	乙脑减毒活疫苗	皮下注射	0.5ml	JE-L								1			2				
流行性乙型脑炎[2]	乙脑灭活疫苗	肌内注射	0.5ml	JE-I								1、2			3				4

续表

可预防疾病	疫苗种类	接种途径	剂量	英文缩写	接种年龄														
					出生时	1月	2月	3月	4月	5月	6月	8月	9月	18月	2岁	3岁	4岁	5岁	6岁
流行性脑脊髓膜炎	A群流脑多糖疫苗	皮下注射	0.5ml	MPSV-A							1		2						
	A群C群流脑多糖疫苗	皮下注射	0.5ml	MPS V-AC												3			4
甲型病毒性肝炎[3]	甲肝减毒活疫苗	皮下注射	0.5或1.0ml	HepA-L										1					
	甲肝灭活疫苗	肌内注射	0.5ml	HepA-I										1	2				

注：1. 主要指结核性脑膜炎、粟粒性肺结核等。
2. 选择乙脑减毒活疫苗接种时，采用两剂次接种程序；选择乙脑灭活疫苗接种时，采用四剂次接种程序；乙脑灭活疫苗第1、2剂间隔7～10天。
3. 选择甲肝减毒活疫苗接种时，采用一剂次接种程序。选择甲肝灭活疫苗时，采用两剂次接种程序。

附录2 非免疫规划疫苗接种方案(2024年版)一览表

序号	疫苗种类	接种年(月)龄																								
		出生时	1月	1.5月	2月	3月	4月	5月	6月	8月	9月	12月	15月	18月	23月	2岁	3岁	4岁	5岁	6岁	8岁	9岁	12岁	14岁	15岁	16岁	18岁	20岁	30岁	40岁	45岁	50岁	60岁	>60岁
1	重组乙型肝炎疫苗	按照0、1、6个月接种3剂10μg或20μg。高风险人群接种第3剂后若无应答再接种3剂,或可接种1剂60μg(16岁及以上)。
2	口服五价重配轮状病毒减毒活疫苗			接种3剂次,6~12周龄接种第1剂,每剂间隔4周及以上;第3剂接种不应晚于32周龄
3	口服轮状病毒活疫苗				每年接种1剂
4	13价肺炎球菌多糖结合疫苗			接种1~4剂
5	23价肺炎球菌多糖疫苗																接种1剂
6	b型流感嗜血杆菌结合疫苗			按疫苗说明书接种1~4剂
7	无细胞百白破b型流感嗜血杆菌联合疫苗			3、4、5月龄各1剂										加强接种1剂

续表

序号	疫苗种类	接种年（月）龄
8	脊髓灰质灭活疫菌	2、3、4月龄各1剂
9	吸附无细胞百白破灭活脊髓灰质炎和b型流感嗜血杆菌（结合）联合疫苗	2、3、4月龄或3、4、5月龄各1剂；18月加强接种1剂
10	A群C群脑膜炎球菌多糖结合疫苗	按疫苗说明书接种1~4剂
11	ACYW135群脑膜炎球菌多糖疫苗	3~5月龄基础免疫接种3剂，每剂至少间隔1个月；6~23月龄加强接种1剂，每剂间隔1~3个月；2~3岁龄会接种2剂，龄接种1剂
12	ACYW135群脑膜炎球菌多糖结合疫苗	2岁及以上儿童：接种2剂次，3岁和6岁各接种1剂。成人：接种1剂
13	流感疫苗	每年接种

续表

接种年（月）龄

序号	疫苗种类	接种时间及说明
14	肠道病毒71型灭活疫苗	接种2剂次，至少间隔4周
15	乙型脑炎灭活疫苗	儿童：接种4剂次。8月龄接种2剂，间隔7~10天；2岁和6岁各接种1剂。成人：基础免疫接种2剂次，间隔7天；基础免疫后1个月至1年内加强免疫1剂
16	腮腺炎减毒活疫苗	接种1剂
17	麻疹风疹联合减毒活疫苗	接种1剂
18	麻疹腮腺炎减毒活疫苗	接种1剂
19	麻疹腮腺炎风疹联合减毒活疫苗	接种1剂
20	水痘减毒活疫苗	接种2剂次。12~24月龄接种第1剂，4~6岁接种第2剂，≥15岁人群两剂至少间隔4周（≤14岁人群两剂至少间隔3个月，未完成2剂者，补齐2剂）
21	甲型肝炎灭活疫苗	接种2剂次，至少间隔6个月
22	双价人乳头瘤病毒吸附疫苗（样状病毒）	接种0、1、6月接种3剂次。9~14岁女性可选择采用0、6月接种2剂次

续表

序号	疫苗种类	出生时	1月	1.5月	2月	3月	4月	5月	6月	8月	9月	12月	15月	18月	23月	2岁	3岁	4岁	5岁	6岁	8岁	9岁	12岁	14岁	15岁	16岁	18岁	20岁	30岁	40岁	45岁	50岁	60岁	>60岁
23	双价人乳头瘤病毒疫苗（大肠杆菌）										按照0、1、6月接种3剂次。9~14岁女性可选择用0、6个月接种2剂次																							
24	双价人乳头瘤病毒疫苗（毕赤酵母）										按照0、2、6月接种3剂次。9~14岁女性可选择接种2剂次																							
25	四价人乳头瘤病毒疫苗										按照0、2、6月接种3剂次																							
26	九价人乳头瘤病毒疫苗										按照0、2、6月接种3剂次																							
27	重组戊型肝炎疫苗																					按照0、1、6月接种3剂次											
28	人用狂犬病疫苗	暴露后接种：四针法（第0天接种2剂，第7、21天内再次暴露者一般不需要再次免疫）或五针法（第0、3、7、14、28天各接种1剂）。再次暴露后接种：全程免疫后3个月内再次暴露者一般不需要再次免疫；全程接种后3个月及以上再次暴露者，应于0、3天各加强接种1剂次。暴露前接种：0、7、21（或28）天各接种1剂																																	
29	吸附破伤风疫苗	推荐发生创伤机会较多的人群接种。无免疫史者：基础免疫3剂次，第1、2剂次间隔4~8周，第2、3剂间隔6~12个月。经基础免疫和加强免疫后5年以内受伤者，无须接种；5~10年间不洁或污染伤口者，加强免疫1剂																																	

续表

序号	疫苗种类	接种年(月)龄																										
		出生时	1月	1.5月	2月	3月	4月	5月	6月	8月	9月	12月	15月	18月	23月	2岁	3岁	4岁	5岁	6岁	8岁	9岁	12岁	14岁	15岁	16 18 20岁	30 40 45 50 60岁	>60岁
30	双价肾综合征出血热灭活疫苗																									推荐应急接种人群和高风险人群接种。基础免疫为2剂次，0、14天各1剂；基础免疫后1年加强免疫1剂。基础免疫1剂		
31	森林脑炎灭活疫苗																									前往疫区并进入林区的8岁及以上人员。基础免疫2剂次，0、14天各接种1剂。在流行季节前加强免疫1剂		
32	黄热减毒活疫苗																									前往黄热病风险地区的旅行者。接海关(国境卫生检疫部门)规定执行		
33	重组B亚单位/菌体霍乱疫苗																									推荐2岁及以上前往霍乱高风险国家或地区的旅行者。接种3剂次，0、7、28天各接种1剂		
34	重组带状疱疹疫苗																										接种2剂次，间隔2~6个月	
35	带状疱疹减毒活疫苗																										接种1剂	